Naturheilkunde für zuhause

Ätherische Öle

Duftende Begleiter für Gesundheit und Wohlbefinden

Gisela Hillert

KVC|VERLAG

KVC Verlag
NATUR UND MEDIZIN e. V.
Am Deimelsberg 36, 45276 Essen
Telefon (0201) 56305 70, Fax (0201) 56305 60
www.kvc-verlag.de

Hillert, Gisela
Ätherische Öle – Duftende Begleiter für Gesundheit und Wohlbefinden

Wichtiger Hinweis: Für Angaben über Dosierungsanweisungen und Applikationsformen kann vom Verlag keine Gewähr übernommen werden.

ISBN 978-3-945150-93-1

© KVC Verlag, NATUR UND MEDIZIN e. V., Essen 2018
© Sabine Bungert (Titel), © janaph - Fotolia.com (S. 48), © traveldia - Fotolia.com (S. 58), © Stephen Orsillo - Fotolia.com (S. 94), © frank29052515 - Fotolia.com (S. 130), © Sonnenkind1976 - Fotolia.com (S. 152), © Gisela Hillert (S. 54, 64, 68, 84, 100, 102, 108, 136, 219), © Gabriele Fernsebner (S. 32), © Irene Und Walter Gilb (S. 124)

Das Werk mit allen Teilen ist urheberrechtlich geschützt. Jede Verwertung außerhalb der Bestimmungen des Urheberrechts ist ohne schriftliche Genehmigung des Verlages unzulässig und strafbar. Kein Teil des Werkes darf in irgendeiner Form ohne schriftliche Genehmigung des Verlages reproduziert werden. Geschützte Warennamen werden nicht immer besonders kenntlich gemacht.

Gestaltung: eye-d Designbüro, Essen
Druck: Union-Betriebs GmbH, Rheinbach

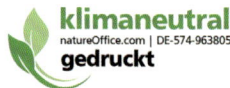

Inhalt

Einleitung	1
Kleine Kulturgeschichte des Duftes	**3**
Meditation und Achtsamkeit: Indien	4
Jahrtausendealtes Wissen: Ägypten	5
Gottesverehrung: Griechenland	5
Schönheitspflege und Heilwirkung: Das antike Rom	6
Heilige Rituale: Düfte und Religion	7
Die antiken Handelsrouten	7
Von der Antike zur mittelalterlichen Klostermedizin	8
Vom Mittelalter in die Neuzeit	9
„Original Eau de Cologne"	10
Die Wirkung und Erforschung von Duftstoffen	**13**
Medizinische Anwendung: Aromatherapie	13
Duftmarketing	13
Geruchssinn und Geruchsbewertung im Wandel der Zeit	14
Die Bedeutung unseres Geruchssinnes	14
Die Anatomie des Geruchssinns	15

Inhalt

Ätherische Öle 17

Vorkommen 18
Anbau und Ernte 18
Varietäten und Chemotypen 20
Gewinnung 20
    Wasserdampfdestillation 20
    Kaltpressung 21
    Andere Verfahren 21
Jojobawachsverdünnungen und Weingeistverdünnungen 22
Lagerung und Haltbarkeit 23
Gute Qualität und Einkauf 25
Kleines ABC der Riechphysiologie 28
    Riechen, fühlen, erinnern 28
    Vom Sinn des Riechens 28
    Physiologie des Riechens 29
Vielschichtige Wirkungen von ätherischen Ölen 30

Steckbriefe ätherischer Öle 33

Inhaltsstoffklassen von ätherischen Ölen 35
Angelikawurzel – Stärkende Kraft 38
Benzoe Siam – Wärmende Geborgenheit 40
Bergamotte – Einen grünen Zweig im Herzen tragen 42
Cajeput – Sanfte Frische für die Atemwege 44
Douglasfichte – Morgens im Wald tief durchatmen 46
Eukalyptus – Der Erkältungsbegleiter 49
Fichtennadel sibirisch – Entspannt durchatmen 51
Grapefruit – Pure Lebensfreude 52
Immortelle – Sonnengold vom Mittelmeer 55
Iris – Himmlischer Zauber 57
Jasmin – Betörende Sinnlichkeit 60
Kardamom – Würzige Wärme 62
Koriandersamen – Kraftvolle Ruhe 65

Latschenkiefer – Unverwüstliche Stärke und Ausdauer	66
Lavendel – Wie ein klarer, ruhiger See	69
Lemongrass – Anregende Frische	72
Limette – Sprudelnd frische Sommerlaune	74
Linaloeholz – Sanfte Wellenschaukel	76
Litsea – Frisch und selbstbewusst	78
Mandarine – Glückliche Kindertage	79
Melisse – Trag mich auf Flügeln durch die Angst	81
Myrte – Klare, unbescholtene Reinheit	83
Narde – Ruhe tief in mir selbst	86
Neroli – Wenn Du denkst, es geht nicht mehr, kommt von irgendwo ein Lichtlein her	88
Niaouli – Sanfte Befreiung	90
Orange – Heiter und sorglos in allen Lebenslagen	92
Patchouli – Aus rauchiger Tiefe	95
Petit Grain Bigaradier – Mit frischem Schwung und Leichtigkeit	97
Pfefferminze – Klare, kühle Frische	99
Rose – Vollendete Schönheit und Harmonie	103
Rosengeranie – Komm auf die Sonnenseite	106
Rosmarin – Wach auf, Du müder Krieger!	109
Sandelholz – Sinnlichkeit und Spiritualität jenseits von Raum und Zeit	112
Teebaum – Strenger Geruch, schnelle Hilfe	114
Tonkaextrakt – Erinnerungen werden wach	116
Vanilleextrakt – Die Süße des Lebens	118
Vetiver – Das Geheimnis von Mutter Erde	120
Wacholderbeere – Reinigung und Entschlackung	122
Weihrauch arabisch – Erhaben und einzigartig berührend	125
Weißtanne – Am Kraftort einer Waldlichtung	127
Ylang Ylang – Bezaubernde Weiblichkeit	129
Zeder – Souveräne Kraft und Ruhe	132
Zimtrinde – Süße Kraft und Würze	134
Zirbelkiefer – Freiheit atmen in der Höhe	137
Zitrone – Frisch froh und munter	139
Zypresse – Struktur und Konzentration auf das Wesentliche	141

Inhalt

Vom richtigen Mischen   143

Reine und veränderte ätherische Öle   143
Ätherische Öle in Therapie und Forschung   145
Die Vorbereitung   146
    Benötigte Utensilien   146
    Auswahl von Ölen für die eigene Mischung   147
    Riechproben   149
    Hauttypen und Verträglichkeit   150
    Wie man richtig mischt   151
    Praktische Tipps   151

Wohlfühlrezepturen   153

Öle für Gesicht und Körper   153
    Gesichtsöl   153
    Sommerwiese Körperöl   155
    Licht des Südens Körperöl   155
    Après Soleil Körperöl   156
    Sonnenlaube Körperöl   157
    „So Sein" Körperö   158
    Andante Körperöl   158
    Mondfee Körperöl   159
    Ananda Körperöl   160
    Que Sera Körperöl   160
    Felsendohle Körperöl   161
Massageöle   161
    Ruhekissen Melisse Massageöl   162
    Ruhekissen Rosengeranie Massageöl   162
    Abendruhe Massageöl   163
    Samtpfötchen Fußmassageöl   164
Hand- und Lippenpflege   164
    Malavako Handcreme   164
    Variante: Malaneva Handcreme   165

Lippenbalsam	166
Duschgele und Peelings	167
La Dolce Vita Duschgel	170
Bella Vista Duschgel	170
„So Sein" Duschgel	171
Felsendohle Duschgel	172
Route „55" Duschge	172
Que Sera Duschgel	173
Basen-Meersalz-Peeling für samtweiche Haut:	
Eine gesunde Ergänzung	174
Peeling entschlackend	175
Sauna-Honigpeeling	175
Waschungen: Eine gesunde Alternative	176
Badezusätze	178
Stress lass nach Bad	179
Wenn's draußen schneit Bad	179
Herz ist Trumpf Bad	180
Blütenzauber Bad	180
Erkältungsbad	181
Haarpflege	182
Natürliches Haarpflegewachs	183
Naturparfüms	184
Mischen von Naturparfüms	185
Que Sera Parfüm	186
Stark Sein Parfüm	187
Gute Reise Parfüm	189
Hesperiden Traum Parfüm	190
Sonnenlaube Parfüm	191
Ananda Parfüm	192
Serenity Parfüm	193
Apsyrtides Parfüm	194
Aromamischungen für die Duftlampe	195
Morgenfrische Raumduft	197
Hellwach Raumduft	198

Kaminstunde Raumduft	199
Waldweihnacht Raumduft	199
Zauberwald Raumduft	200
Hinweise zum Saunieren	200
Aufbruch Raumduft	202

Rezepturen für die Gesundheit   203

Muskel- und Gelenköle	203
Muskel- und Nervenöl	204
Gelenköl	205
Quarkauflage mit Gelenköl	205
Rezepturen zur Ausleitung und Entgiftung	206
Leberwickel	206
Leberwickelöl	207
Ölziehen zur Vorbeugung	209
Ölzieh-Kur	209
Sterbebegleitung	211
Duftöl für K	211
Duftöl für M	211

Interessante Adressen   213

Quellen und Literatur   215

Danksagung   218

Die Autorin   219

Einleitung

Ätherische Öle – das hört sich geheimnisvoll an. Der Begriff „ätherisch" stammt aus dem Griechischen und bedeutet „Weite des Himmels". Die Assoziation von Geist – Himmel – leicht – zart – duftend – nicht fassbar charakterisiert diese Pflanzenstoffe. Sie sind leicht flüchtig, verdunsten schnell und berühren mit ihrem Duft unsere Sinne auf eine ganz besondere Art. Duft – das ist immer ein subjektives Empfinden, eng verbunden mit unseren Emotionen, Erinnerungen und Erfahrungen.

In einer Zeit, in der Menschen sich durch ihre Lebens- und Arbeitsweise, die eher einem Takt als einem Rhythmus folgen, aus ihrem ursprünglichen natürlichen Gefüge gerissen fühlen, können ätherische Öle wertvolle Begleiter sein, um die Integrität und Harmonie von Körper, Geist und Seele zu erhalten oder wiederherzustellen. Dabei kommt es auf die Qualität der verwendeten Öle genauso an wie auf den achtsamen und von Wissen geprägten Umgang mit diesen kostbaren Natursubstanzen. Möglichkeiten und Grenzen besonders in der gesundheitlichen Anwendung sollen beleuchtet und respektiert werden.

Mit diesem Ratgeber möchte ich Ihnen einen Einblick geben in die faszinierende Welt der ätherischen Öle und Sie anregen, diese herrlichen Geschenke der Natur für Ihre Gesundheit und Ihr Wohlbefinden zu entdecken.

Vor allem aber sind ätherische Öle ein Schlüssel zu unserer Intuition, weil sie unsere rationalen Gehirnbereiche erst mal „links liegen lassen". Das ermöglicht uns den Blick auf das Wesentliche – das wahre Wesen der Natur. Ein Zen-Meister drückt das so aus:

Einleitung

*Das Denken ist wie eine dicke Wolkendecke,
die den Blick auf den weiten blauen Himmel versperrt.*

Ätherische Öle sprechen – wie Musik, Natur und Kontemplation – besonders die Gehirnbereiche an, die für unsere Intuition und Kreativität zuständig sind.

Große Ideen sind meist auf diese intuitive Weise entstanden. In der Muße haben wir Visionen und kreative Einfälle, die später mit Konzentration und Vernunft „rational" umgesetzt werden können. Es ergänzen sich also alle Gehirnbereiche auf das Wunderbarste, wenn wir sie nur ebenbürtig behandeln.

Ich wünsche Ihnen mit den inspirierenden Düften der Natur nicht nur ein „gutes Näschen", sondern auch immer einen freien Blick auf den weiten, offenen blauen Himmel.

Interessierte finden im Anhang weiterführende Literatur und Hinweise zu aktuellen Studien.

Ich wünsche Ihnen viel Freude beim Lesen und lade Sie ein zum Experimentieren mit den wunderbaren Düften aus der Natur.

Wichtiger Hinweis

Dieses Buch dient der Aufklärung, Information und Selbsthilfe. Es ersetzt nicht den Rat einer medizinischen Fachperson. Jede Leserin und jeder Leser ist aufgefordert, in eigener Verantwortung zu entscheiden, ob und inwieweit ätherische und fette Öle und Mischungen aus ihnen eingesetzt werden können. Im Zweifelsfall oder bei bereits bestehender Erkrankung muss für eine korrekte Diagnose und entsprechende Behandlung stets eine medizinische Fachperson hinzugezogen werden.

Kleine Kulturgeschichte des Duftes

Düfte begleiten die Menschen schon seit jeher. Bereits in vorgeschichtlicher Zeit, nämlich ab dem Zeitpunkt, als die Kunst des Feuermachens bekannt war, verbrannten die Menschen Hölzer, Harze und andere Pflanzenteile, um in rituellen Zeremonien ihren Göttern zu huldigen. Dabei verbanden sie den zum Himmel aufsteigenden Rauch symbolisch mit dem Göttlichen.

Somit stellt die Räucherung die älteste Methode zur Erzeugung von Wohlgerüchen dar. Der Duft verbreitet sich hier „per fumum", also durch den Rauch. Daraus leitet sich das Wort „Parfüm" ab. Man räucherte auch, um Krankheiten fernzuhalten oder bei Totenzeremonien. Bis heute gibt es z. B. in alpenländischen Dörfern den Brauch, zu Silvester Wohnhaus und Stall auszuräuchern, damit im neuen Jahr Mensch und Vieh gesund bleiben – und vielleicht auch noch ein bisschen, um böse Geister fernzuhalten. Dabei folgt die ganze Familie dem Hausherrn oder Pfarrer, der vorneweg durch alle Räume geht und während des Rauchschwenkens Gebete spricht.

Die Verwendung von aromatisch riechenden Pflanzenteilen ist eng mit der Kulturgeschichte des Menschen verbunden. Alle antiken Hochkulturen beschäftigten sich ausgiebig mit der Herstellung von Pflanzendüften. In Asien und im Orient wurden aromatische Pflanzen kultiviert. Die Wiege der Duftkultur liegt wohl in Mesopotamien. Dort entdeckten Archäologen die erste, ca. 5500 Jahre alte Destillationsapparatur zur Gewinnung ätherischer Öle.

Meditation und Achtsamkeit: Indien

In alten ayurvedischen Schriften finden sich z. B. Hinweise auf die Narde, ein Baldriangewächs aus dem Himalaya. Massagen mit Sandelholzöl und anderen Essenzen werden beschrieben. David Frawley, ein zeitgenössischer amerikanischer Ayurveda-Experte schreibt hierzu sehr schön: „Die Grundregel des Ayurveda lautet: Was immer wir selbst tun können, um unsere Gesundheit zu stärken, wirkt besser als das, was andere für uns tun."[1]

Im Yoga werden bestimmte ätherische Öle den Chakren zugeordnet. Nach hinduistischer und buddhistischer Auffassung gibt es sieben Hauptchakren, die im Körper entlang der Wirbelsäule bis zum Scheitelpunkt des Kopfes liegen. Sie werden als Energiezentren des Körpers angesehen, durch die Prana, die Lebensenergie, fließt. Blockaden dieses Energieflusses sollen demnach einen negativen Einfluss auf die körperlich-geistig-seelische Integrität des Menschen haben. Sandelholz wird nach dieser Lehre beispielsweise dem Sakral- und dem Kronen-Chakra zugeordnet, ein Hinweis auf den besonders transzendenten Charakter dieses Öls, der das Irdische mit der höheren Einheit verbindet. Es wird auch als Meditationsöl verwendet. Heute werden ätherische Öle begleitend im Yoga, z. B. in der Integrativen Yogatherapie eingesetzt.[2] Dabei macht man sich den modulierenden Einfluss der Öle auf emotionale Spannungen und eine Vertiefung der Achtsamkeit durch das Duftempfinden zunutze. Das Wiederholen der Yogaübungen bewirkt gemeinsam mit der Duftinformation eine viel tiefere und nachhaltigere Verankerung im Gedächtnis. Hierdurch bekommen wir die Möglichkeit, selbstständig auf unser eigenes Befinden Einfluss zu nehmen. Natürlich ist das nur in Kleingruppen und nach sorgfältigem gemeinsamen Auswählen des Duftes möglich. Dieses jahrtausendealte Wissen wird heute nach und nach wissenschaftlich untersucht und oftmals bestätigt. Ist es nicht erstaunlich, wie genau die Menschen schon in frühester Zeit die Wirkung der Natursubstanzen auf Körper, Geist und Seele beobachtet und beschrieben haben?

---

[1] Hans-Ulrich Jabs: Ostasiatische Massagetechniken. FORUM. 2012; 39: 28–30.
[2] www.adya-yoga.com

Jahrtausendealtes Wissen: Ägypten

Vor über 5000 Jahren erblühte in Ägypten eine Hochkultur der Düfte. Die Ägypter kannten bereits eine Vielzahl aromatischer Pflanzenöle, die sie in verschwenderischer Weise und oft gleichzeitig an verschiedenen Stellen zur Körperpflege und Parfümierung einsetzten. Bei Festen salbten Sklaven die Häupter der Gäste, überall rankten sich duftende Blumengirlanden, und in Schalen wurden Weihrauch und Myrrhe verbrannt. So entwickelten sich diese Festgelage oftmals zu wahrhaft berauschenden Orgien. Hatschepsut entsandte um 1482 v. Chr. Schiffe nach Punt an der somalischen Küste, um Weihrauchbäume, Myrrhe, Zimt und andere aromatische Pflanzen zu beschaffen. Kleopatra setzte ganz bewusst Düfte ein, um den römischen Feldherrn Marc Antonius zu betören. Nicht nur, dass sie sich selber ausgiebig badete, pflegte und parfümierte und sogar ein Schriftstück über Schönheitspflege schrieb, es heißt, sie habe sogar vor dem historischen Treffen mit Marc Antonius an den Ufern des Cydnus die Segel ihres Schiffes in kostbares Parfüm tauchen lassen.

Legendär ist die ägyptische Kunst der Totenbalsamierung, die man an den heute noch teilweise gut erhaltenen Mumien bestaunen kann. Ätherische Öle und Harze, Weihrauch, Myrrhe, Zeder und viele weitere Spezereien kamen hierfür zum Einsatz. In Grabbeigaben fand man Gefäße mit aromatischen Ölen, die selbst heute nach Jahrtausenden noch einen intensiven Duft verströmen.

Gottesverehrung: Griechenland

Den Griechen waren die Düfte ebenfalls heilig, auch sie verehrten mit ihnen in Zeremonien die Götter. Lorbeer beispielsweise war dem Gott Apollon geweiht. Man nannte es auch „mantikos" – „Hellsehkraut", denn Lorbeerblätter waren Bestandteil der geheimen Orakelmischung von Delphi. Die Orakelpriesterin Pythia inhalierte den Rauch dieser Mischung und sprach dann in Trance ihre Prophezeiungen aus. Lorbeerkränze zierten die Häupter siegreicher Persönlichkeiten, und zwar solcher, die sich „ihre Lorbeeren" durch edles Denken und Handeln – also unblutige Siege – erworben hatten.

Kreta war berühmt für „Labdanum", das Harz der kretischen Cistrose und Bestandteil des berühmten antiken Chypre-Parfüms. Nach dem griechischen Geschichtsschreiber Herodot wurde es auf recht eigenartige Weise gewonnen, indem man Ziegen durch die Cistrosenbüsche trieb. In ihren Bärten verfing sich das klebrige Labdanum, das dann ausgekämmt wurde. Diese Art der Gewinnung funktioniert heute noch, nur dass man statt Ziegen rechenartige Instrumente mit Lederbändern durch die Cistrosen zieht.

Im antiken Griechenland beschäftigten sich neben Ärzten und Gelehrten besonders die Philosophen mit der Wirkung ätherischer Öle auf den menschlichen Geist.

Schönheitspflege und Heilwirkung: Das antike Rom

Die Römer, die selbst keine eigene Duftkultur hatten, brachten Duftpflanzen und Duftstoffe von ihren Eroberungsfeldzügen mit und übernahmen die Duftkultur der Griechen und des Orients. Dabei gingen sie wahrhaft verschwenderisch mit den kostbaren Essenzen um, indem sie nicht nur sich selbst am ganzen Körper mit duftenden Ölen und Salben einrieben, sondern auch ihre Kleider, Gegenstände und ganze Zimmer parfümierten. Besonders Kaiser Nero war völlig maßlos: Er ließ seine Gäste von Kopf bis Fuß mit duftenden Ölen einreiben, und in seinem Palast waren angeblich Silberrohre verlegt, die ständig Duftessenzen verströmten. Zur Beerdigung seiner Gemahlin Poppaea, die er in einem Wutanfall getötet hatte, ließ er eine ganze Jahresernte arabischen Weihrauchs verbrennen, um sein Gewissen zu beruhigen.

Dieser römische Duftrausch kostete ein Vermögen und war selbstverständlich nur der reichen Oberschicht vorbehalten.

Die Essenzen wurden aber nicht nur zur Schönheitspflege verwendet, man kannte auch ihre Heilwirkung. Dioskurides, der griechische Militärarzt von Nero, beschreibt in seiner berühmten fünfbändigen *Materia medica* mehr als 600 Heilpflanzen und ordnet den enthaltenen Duftstoffen spezifische medizinische Wirkungen zu. Dieses wichtigste Werk der Antike wurde viele Male abgeschrieben und bildete seit seiner Entstehung im 1. Jahrhundert n. Chr. bis ins

16. Jahrhundert eine wesentliche medizinische Grundlage. Viele seiner Aussagen sind heute wissenschaftlich bewiesen.

Heilige Rituale: Düfte und Religion

Die Bibel führt im Alten Testament viele Rezepte für Salben und heilige aromatische Öle auf. Moses bekam von Gott das Rezept für eine Räuchermischung übermittelt, die Weihrauch enthielt. Weihrauch als der heiligste aller Düfte wurde besonders verehrt und hat sich bis heute in der Kirche erhalten. Beim Auszug aus Ägypten nahm Moses die von Gott benannten Räucherstoffe mit. Dazu gehörte auch Styrax, ein Baumharz und einer der begehrtesten ägyptischen Pflanzenstoffe mit feinem balsamischen Duft. Die Ägypter glaubten, dass Styrax eine Flüssigkeit der Sonne sei und das Auge des Horus darstelle.

An vielen Stellen in der Bibel finden wir Hinweise zur Krankensalbung oder heiligen Ölung, das 5. Kapitel des Jakobus-Briefes gibt Anweisungen hierzu. Dabei hatte die Salbung weniger eine heilende als vielmehr eine spirituelle Bedeutung. Es werden Gebete dazu gesprochen, die von Kirche zu Kirche variieren. Die Salbung wird von den verschiedenen Kirchen jeweils etwas unterschiedlich gehandhabt, so gilt sie einigen als Sakrament, anderen nicht, obwohl sie als Teil der Krankenhausseelsorge angesehen wird. Gemeinsam ist ihr jedoch die Bedeutung von Erbarmen, Vergebung, Gnade und die Aufnahme in das Reich Gottes. Die Salbung kann sowohl Schwerkranken als auch Sterbenden gespendet werden. Die altkatholische Kirche benutzte dazu ein geweihtes, mit Rosenöl versetztes Olivenöl. Bis heute hat sich bei Sterbenden die Krankensalbung in Form der letzten Ölung als ein würdevolles spirituelles Abschiedsritual erhalten.

Die antiken Handelsrouten

Die antiken Handelsrouten der Duftpflanzen und ihrer Essenzen sind zum Teil identisch mit den legendären Gewürzstraßen. Besonders entlang der berühmten Weihrauchstraße von Dhofar (im heutigen Oman) bis nach Gaza an der Mittelmeerküste wurden die kostbaren Güter transportiert. Die arabischen Staaten besaßen um 800 v. Chr. ein Handelsmonopol auf Weihrauch, Myrrhe und viele weitere aromatische Pflanzen sowie Gewürze, was ihnen einen immensen, fast tausendjährigen Reichtum bescherte. Daher kommt der Ausdruck „Arabia felix", also „glückliches Arabien". Zudem bauten sie Handelswege nach China, Indien und Afrika aus.

Der Name „Hongkong" bedeutet wörtlich übersetzt „duftender Hafen" und geht wahrscheinlich auf die in China beheimateten Adlerholzbäume zurück. Deren kostbares Holz wurde aus dem einstigen kleinen Fischerdorf, das für die Schifffahrt günstig am Delta des Perlflusses lag, exportiert. Dieses Holz diente wegen seines balsamischen Duftes in Südostasien als wertvollste Ingredienz bei Räucherzeremonien. Im 19. Jahrhundert entwickelte sich Hongkong zu einem bedeutenden Handelsplatz.

Von der Antike zur mittelalterlichen Klostermedizin

Nach dem Niedergang des Römischen Reiches ging das Wissen um die ätherischen Öle in Europa weitgehend verloren. Überliefert sind jedoch genaue Aufzeichnungen des persischen Arztes, Philosophen und Alchemisten Abu Ali Ibn Sina, bekannt unter dem Namen Avicenna, zur Wasserdampfdestillation und Heilkunst mit ätherischen Ölen. Er lebte von 980–1037 n. Chr. In seinem *Canon medicinae* beschreibt er im 5. Buch des Gesamtwerkes unter anderem die Herstellung von Heilölen. Es ist bemerkenswert, mit welcher Genauigkeit sowohl Anbau, Ernte und Herstellung als auch die arzneiliche Wirkung niedergeschrieben wurden. Man hatte damals noch einen sehr guten Bezug zur Natur und stellte entsprechend exakte Beobachtungen an. Interessant ist, dass er in seinem ersten Band die fünf Säulen menschlicher Gesundheit schon ähnlich darstellt, wie es viel später Kneipp in seiner Ordnungslehre tat: gesunde und einfache Ernährung, frische Luft, ein ausgeglichenes Verhältnis von Bewegung und Ruhe sowie als letztes die arzneiliche oder chirurgische Behandlung zur Heilung des kranken Menschen. Der Kanon wurde vielfach übersetzt und abgeschrieben, er galt bis ins 19. Jahrhundert als Standardwerk der medizinischen Ausbildung. Es gibt Stimmen, die behaupten, er sei bis heute noch nicht vollständig verstanden. So ist er auch jetzt noch Gegenstand weltweiter Forschung.

Bis ins Mittelalter spielten aromatische Düfte nur eine untergeordnete Rolle. Erst mit den Kreuzzügen wurden Duftpflanzen und Wohlgerüche aus dem Orient eingeführt. Aufschwung erlebten sie durch die Klostermedizin. Karl der Große erkannte die Bedeutung und ordnete den Bau von Kräutergärten an. Hildegard von Bingen widmete sich in zahlreichen Büchern der Heilkraft von Pflanzen und ihren Düften. Auch spanische und südfranzösische Universitäten erforschten im 12. und 13. Jahrhundert die medizinische Wirkung von Duftpflanzen.

Der Umgang mit dieser Materie blieb allerdings den Gelehrten und der Kirche vorbehalten. Trotzdem gab es kräuterkundige Frauen aus dem Volk, meist zugleich Hebammen, die ihr Wissen innerhalb der Familie von Mutter zu Tochter weitergaben. So entstanden wohlgehütete Familienrezepte. Aber man verdächtigte diese „weisen Frauen", mit dunklen Mächten im Bunde zu sein und verbrannte sie als Hexen. Hierdurch kam es erneut zu Wissenseinbußen. Auf Französisch heißt Hebamme übrigens „sage femme". Das bedeutet wörtlich übersetzt „weise Frau".

Vom Mittelalter in die Neuzeit

Ab dem 16. Jahrhundert entwickelte sich das südfranzösische Grasse zur Hauptstadt der Parfümherstellung. Diesen Duftwässern sprach man allerdings keine Heilwirkung zu, sondern nutzte sie vor allem, um den Gestank von Abwässern, menschlichen und tierischen Ausdünstungen, Fäkalien und verwesenden Lebensmitteln zu übertünchen. Man kann sich gut vorstellen, wie sich über den damaligen Großstädten, allen voran Paris, durch die dichtgedrängte Menschenansiedlung eine unsägliche „Duft"wolke ausbreitete. Die Luft wurde als Träger von Miasmen, das heißt Ansteckungsstoffen, angesehen. Außerdem entstand eine generelle Angst vor Wasser, weil man glaubte, mit ihm übertrügen sich die Pest und andere schlimme Krankheiten. In der Folge wuschen sich die Menschen nicht mehr, sondern parfümierten und puderten sich. Dies führte wieder zu einem exzessiven Parfümgebrauch, besonders im Adel und an den Königshöfen, wo teilweise täglich ein anderer Duft die Zimmer erfüllen sollte. In der Renaissance wurde alles Mögliche parfümiert, sogar Tiere und Geld.

Den Geruch der Pest setzte man mit dem Geruch des Todes und der Hölle gleich. Pestärzte trugen unter ihrer vermummenden Kleidung ein Stück Angelikawurzel, von dem sie heimlich abbissen, wenn sie die Kranken besuchten. Man machte sich die antimikrobielle Wirkung ätherischer Öle zunutze, indem man sich getränkte Tücher vor das Gesicht hielt oder Räume ausräucherte, um einer Ansteckung zu entgehen. So entstand auch die Legende vom „Essig der vier Räuber": Vier Diebe plünderten von der Pest verödete Städte und raubten die Toten aus, ohne sich anzustecken. Als sie gefasst wurden, stellte man ihnen Straffreiheit in Aussicht, wenn sie das Geheimnis ihrer Immunität verrieten. Das taten sie und gaben die Rezeptur eines Essigs aus Angelika, Wacholder, Salbei, Rosmarin, Lavendel und weiteren Kräutern preis. Sie banden sich darin getränkte Tücher vors Gesicht. Es existieren verschiedene Rezepturen zu diesem Essig, meist fügte man noch Kampfer hinzu.

Im Laufe des 18. Jahrhunderts kam es zu einem deutlichen Wandel. Die Angst vor dem Wasser ging zurück, und die Hygiene gewann an Bedeutung. Die Toleranz gegenüber üblen Gerüchen und Körperausdünstungen sank, allem stark Riechenden wurde misstraut. Der Aufstieg des Bürgertums durch die Französische Revolution beeinflusste diese Entwicklung weiter. Diese olfaktorische Revolution führte zu einer Desodorierung, das heißt, Entfernung des eigenen Geruchs und anschließender Reodorierung mit „besseren" von außen zugefügten Duftstoffen. Äußerliche Reinlichkeit wurde mit innerer Reinheit gleichgesetzt.

„Original Eau de Cologne"

Durch alle Kulturepochen hindurch zieht sich eine vielschichtige Bedeutung von Duftstoffen, sei es auf sakraler oder mythischer Ebene, zur Förderung von Gesundheit und Wohlbefinden, zur Linderung oder Beseitigung von Krankheit, Betörung des anderen Geschlechts und zur Beeinflussung menschlichen Verhaltens.

Auf Dichter und Künstler hatte der Duft der aromatischen Pflanzen einen inspirierenden Einfluss, denken wir nur an das wundervolle Gedicht, das Goethe auf seiner ersten Italienreise schrieb:

Kennst Du das Land, wo die Zitronen blühn,
im dunklen Laub die Goldorangen glühn,
ein sanfter Wind vom blauen Himmel weht,
die Myrte still und hoch der Lorbeer steht ...

Es weckt auch heute noch Sehnsüchte nach Süden und Lebensfreude in uns. Bestimmt sind hier intensive Duftassoziationen mit im Spiel. Man sagt, dass Goethe in seinem Schreibtisch stets einige mit Original Eau de Cologne präparierte Taschentücher aufbewahrte.

Dieses Duftwasser kreierte der italienische Parfümeur Johann Maria Farina (1685–1766) im 18. Jahrhundert in Köln. Es erinnerte ihn an einen italienischen Frühlingsmorgen nach dem Regen und enthielt die Ingredienzen Orange, Zitrone, Pampelmuse, Bergamotte, Cedrat, Limette und die Blüten und Kräuter seiner Heimat. Farina Eau de Cologne stand für gleichbleibende hohe Qualität und Reinheit. Dafür verbürgten sich Farina und seine Nachfahren. Neidisch auf diesen Erfolg, versuchten viele, es zu kopieren, und da es noch keinen Markenschutz gab, wurde das Original Eau de Cologne zu einem der ersten Fälle von Produktpiraterie. 1804 erwarb Wilhelm Mülhens von einem nicht mit dem Parfümeur verwandten Herrn Farina die Namensrechte, verdiente sich fortan mit seinem eigenen Duft unter dessen Namen Farina eine goldene Nase und verkaufte zudem die Namensrechte noch an weitere Mitbewerber. Viele billige Plagiate verbreiteten sich daraufhin.

Ein Nachfahre des echten Farina setzte sich vehement für die Entwicklung von Markenschutzrechten ein. Seinem Engagement ist es mitzuverdanken, dass 1881 Mülhens gerichtlich untersagt wurde, den Namen Farina für seine Produkte weiterzuführen. Mülhens musste daraufhin sein Duftwasser umbenennen und wählte dafür 4711 – Echt Kölnisch Wasser, die Hausnummer der Firma, in der er es herstellte. Das stark minzig riechende Duftwasser, das nicht annähernd an die Qualität des Originals heranreicht, ist heute wesentlich bekannter als Farinas Original, und so verbindet man mit 4711 das Original Kölnisch Wasser, obwohl es nicht Farinas Original ist.

Die Flaschen des Farina Original Eau de Cologne dagegen tragen eine stilisierte rote Tulpe als Emblem und seine Unterschrift. Nach vielen Wirren und der Zerstörung der Produktionsstätten und Geschäftshäuser im zweiten Weltkrieg ist heute die wieder aufgebaute älteste Parfüm-Manufaktur der Welt erneut im Familienbesitz Farina. Der heutige Firmenleiter, ebenfalls ein Johann Maria Farina, führt sein Unternehmen in der achten Generation in der ursprünglichen Familientradition und Qualität fort. Besuchen Sie doch in Köln einmal das Duftmuseum im Farina-Haus. Dort können Sie die Geschichte mit allen Sinnen aufnehmen.

Die Wirkung und Erforschung von Duftstoffen

Medizinische Anwendung: Aromatherapie

Einen Meilenstein zur medizinischen Anwendung von Duftstoffen setzten im 19. Jahrhundert die Veröffentlichungen des französischen Chemikers René Maurice Gattefossé. Bei einer Explosion in seinem Labor erlitt er Verbrennungen, die sich infizierten. Die erfolgreiche Behandlung mit Lavendelöl animierte ihn zu weiteren Untersuchungen über die medizinische Wirkung von ätherischen Ölen. Er ließ bereits im Ersten Weltkrieg Verletzungen mit ätherischen Ölen behandeln und entwickelte sogar eine antiseptische Seife auf Basis ätherischer Öle, mit der Kleidungsstücke und Verbandsmaterialien gewaschen wurden. Zum ersten Mal taucht in diesem Zusammenhang der Begriff Aromatherapie auf.

Der Militärchirurg Jean Valnet wandte diese Kenntnisse im Zweiten Weltkrieg erneut bei der Behandlung von Kriegsverletzten an. Er stützte sich dabei auf die Ausführungen Gattefossés.

Duftmarketing

Seit einiger Zeit macht sich das Duftmarketing die subtilen Wirkungen von Duftstoffen auf das menschliche Verhalten zur Verkaufsförderung zunutze. Denn wo es fein riecht, fühlen sich die Menschen wohler, halten sich gerne länger auf und kaufen lieber ein. Eine Studie der Universität München mit der Deutschen Bahn zeigt, dass die Beschwerdebereitschaft in bedufteten Zügen signifikant niedriger ist als in solchen ohne Duft. Das liegt an der Besonderheit des Geruchssinnes, der als einziger Sinn nicht rational gefiltert werden kann, sondern direkt emotionale Reaktionen auslöst.

Im Duftmarketing werden allerdings oftmals synthetisch hergestellte Düfte verwendet, die leichter und kostengünstiger zu produzieren sind, von denen man aber bisher keine Langzeitwirkungen auf die menschliche Gesundheit kennt.

Heute werden die Inhaltsstoffe ätherischer Öle wissenschaftlich auf ihre Wirkung hin untersucht, eine anspruchsvolle Herausforderung, beruht doch die Wirkung ätherischer Öle nicht nur auf wenigen Leitsubstanzen, sondern auf dem fein abgestimmten Zusammenspiel zahlreicher Komponenten. Man spricht hierbei vom Synergieeffekt.

Geruchssinn und Geruchsbewertung im Wandel der Zeit

Es gibt eine Überzeugungskraft des Duftes, die stärker ist als Worte, Augenschein, Gefühl und Wille. Die Überzeugungskraft des Duftes ist nicht abzuwehren, sie geht in uns hinein wie die Atemluft in unsere Lungen, sie erfüllt uns, füllt uns vollkommen aus, es gibt kein Mittel gegen sie.

Nichts beschreibt die Macht des Duftes über unsere Gefühle derart gut wie das Zitat aus Patrick Süskinds berühmtem Roman *Das Parfüm*.

Die Bedeutung unseres Geruchssinnes

Unser Geruchssinn erfüllt verschiedene Funktionen: Erkennen von Gefahren (z. B. Brandgeruch), Kontrolle der Nahrung (verdorben? giftig?), Identifizierung von Krankheiten (z. B. Geruch von infizierten Wunden, Eiter), Individualerkennung (jeder Mensch riecht anders, man kann jemanden „riechen" oder nicht), Genuss (z. B. von Speisen). Durch seinen Bezug zu Sexualität und Nahrung haftet ihm etwas Animalisches, Triebhaftes an. Er galt mitunter als niederer Sinn, den man zu unterdrücken versuchte. Seit Anfang der 1980er Jahre ist die Akzeptanz des Geruchssinnes in der Gesellschaft wieder gestiegen, sodass man ihm heute wieder mehr Aufmerksamkeit schenkt. Dies zeigt sich besonders in der Riechforschung. So entdeckten Bochumer Forscher um Professor Hanns Hatt und Dr. Daniela Busse Riechrezeptoren für Sandelholzduft in der Haut. Sie konnten zeigen, dass durch deren Aktivierung die Regeneration von Hautzellen verbessert wird und Wunden schneller heilen. Riechrezeptoren in der Haut sind nicht wie die Rezeptoren in der Nase mit dem Gehirn verbunden, sondern reagieren über Botenstoffe auf die Düfte. Entschlüsselung und Untersuchung dieser Strukturen ist Gegenstand aktueller Forschung.

Bis heute verbinden wir mit „guten" Gerüchen Gesundheit, Sauberkeit, Sympathie, moralische Integrität und eine nicht zu unterschätzende soziale Zugehörigkeit, während „schlechte" Gerüche Krankheit, Unreinheit, Gefahr, Antipathie, moralische Verkommenheit und Fremdheit signalisieren.

Es gibt eine Menge Redewendungen, die die Nase beinhalten und so etwas über die Wichtigkeit dieses Sinnes aussagen. Mit einem „guten Riecher" hat man „die Nase vorn", kann aber auch leicht „hochnäsig" werden. Es gibt Menschen, die überall „die Nase hineinstecken", und davon haben die anderen dann „die Nase voll". Sollen sie sich doch „an die eigene Nase fassen"!

Wie kommt es, dass wir Gerüche nur so schwer in Worte fassen können? Eine direkte sprachliche Beschreibung ist gar nicht möglich, nur eine Umschreibung, die auf Assoziationen beruht. Eine Antwort liegt in der anatomischen Lage der Geruchsnerven, von der im nächsten Kapitel die Rede ist.

Die Anatomie des Geruchssinns

Die Geruchsnerven führen direkt ins limbische System, ein entwicklungsgeschichtlich sehr altes Gehirnareal, das für unsere Gefühle und damit verbundenes Handeln zuständig ist. Dabei wird der Thalamus, das „Tor zum Bewusstsein", zunächst nicht berührt, sodass das denkende Hirn außen vor bleibt. Der Duft dringt also tief ins menschliche Unterbewusstsein ein und ist mit Vernunft nicht kontrollierbar. Aristoteles war der Erste, der diesen Zusammenhang zwischen Geruchssinn und Seele herstellte. Die Philosophen bewerteten den Duft negativ, wenn er mit Begierde und „niederen" Trieben besetzt war, hingegen positiv bei ästhetischen Assoziationen. Da gab es durchaus kontroverse Meinungen und Diskussionen.

Das limbische System überträgt auch Informationen aus dem Kurzzeit- ins Langzeitgedächtnis und ist somit Sitz der Erinnerung. Geruch kann hierdurch ein überaus plastisches Auftauchen längst vergangener Erlebnisse hervorrufen und uns sehr intensiv mit der Vergangenheit konfrontieren. Man kann sagen, Dufterlebnisse haben das Zeug dazu, die Zeit regelrecht auszuhebeln, indem sie Erinnerungen lebendig wiederauferstehen lassen.

Doch Düfte können noch mehr. Charles Baudelaire schrieb im 19. Jahrhundert sein Werk *Les Fleurs du Mal (Die Blumen des Bösen)* mit parfümierter Tinte. Diese Gedichtsammlung löste seinerzeit einen Skandal und sogar ein Gerichtsverfahren gegen ihn aus, denn sie verletzte das damalige Schamgefühl. Dennoch, Baudelaire erkannte als Dichter die Kraft der Düfte und setzte sie bewusst ein, um die Fantasie der Leser anzuregen.

Es gibt Parfüme, die durch alle Stoffe dringen.
Man könnte meinen, dass sie selbst Glas bezwingen.
Man macht ein Kästchen auf aus fernem Morgenland,
das mürrisch knirschend lang dem Schlüssel widerstand …

Düfte sind Brücken von der Realität zur Fantasie, denn sie heben die Grenzen des Denkens auf, bekanntlich übersteigen sie ja auch die sprachliche Ausdruckskraft.

Ätherische Öle

Ätherische Öle sind flüssige flüchtige organische Vielstoffgemische, die sich nicht oder nur äußerst wenig mit Wasser mischen und einen charakteristischen Duft ausstrahlen. Sie bestehen oft aus weit über hundert Einzelsubstanzen. Die Pflanze produziert sie einerseits, um Insekten zur Bestäubung anzulocken und damit ihren Fortbestand zu sichern, andererseits um sich vor Pilzen, Viren, Bakterien und Fraßfeinden zu schützen. Diese antimikrobiellen Wirkungen macht sich auch der Mensch bei der gesundheitlichen Anwendung ätherischer Öle zunutze. Darüber hinaus bestehen vielfältige Wirkungen auf der emotionalen Ebene. Zudem bewahren ätherische Öle die Pflanze vor Verdunstung, Kälte und Hitze, indem sie sich als gasförmiger Mantel um sie herumlegen. Sogar die Kommunikation von Pflanzen untereinander scheint über die Düfte möglich zu sein.

Ätherische Öle sind Bestandteile des pflanzlichen Sekundärstoffwechsels, sie werden also nicht primär, das heißt nicht zur Energieversorgung benötigt. Die Pflanze lagert diese Stoffe in speziellen Ölzellen, Drüsenschuppen oder Ölgängen ab. Die Art der Ablagerung ist dabei charakteristisch für die jeweilige Pflanzenfamilie. Man findet ätherische Öle sowohl in Blüten, Blättern, Gräsern oder dem gesamten Kraut als auch in Hölzern, Rinden, Wurzeln oder Samen.

Chemisch gesehen teilen sich ätherische Öle hauptsächlich in Vertreter zweier Naturstoffklassen auf, die auf unterschiedlichen biochemischen Wegen von der Pflanze gebildet werden: die Terpene und die Phenylpropane. Dabei können die Duftstoffmoleküle unterschiedlich komplex zusammengesetzt sein. Zu Beginn des Kapitels „Steckbriefe" habe ich die Inhaltsstoffe mit Vorkommen und Wirkung in einer Tabelle zusammengestellt.

Vorkommen

Pflanzen, die ätherische Öle produzieren, sind weltweit verbreitet. Wir haben es also mit einer wahrhaft globalen Angelegenheit zu tun. Die meisten aromatischen Pflanzen wachsen in tropischen Gebieten und exotischen Ländern wie Indien, China, Iran, Südostasien, Zentralasien, Südamerika, Mexiko, Nord- und Südafrika, Madagaskar, im Nahen Osten, aber auch in extremen Klimazonen wie dem Himalaya, den Anden oder Sibirien. Nicht zu vergessen: Australien und Tasmanien. Viele Duftpflanzen sind auch im Mittelmeergebiet beheimatet.

Anhand dieser Verbreitung wird die Abhängigkeit des Handels von den teilweise sehr schwierigen politischen Verhältnissen deutlich. Somit hat nicht nur das Klima und dessen Veränderung großen Einfluss auf die Verfügbarkeit ätherischer Öle.

Weitere wichtige Stichworte in diesem Zusammenhang sind Ressourcenschonung und Nachhaltigkeit und im Gegensatz dazu illegaler Handel und Raubbau an der Natur durch groß angelegte Plantagen in Monokultur mit meist immensem Einsatz von Pestiziden. Dazu kommen schlechte Arbeitsbedingungen und geringer Lohn für die einheimischen Erzeuger und Arbeiter.

Heute gibt es immer mehr Firmen, die faire Kooperationen mit den einheimischen Bauern schließen. Das bedeutet Existenzsicherung für die Kleinbauern durch Abnahmegarantien zu einem vernünftigen Preis. Die gesamte Handelskette steht in der Verantwortung für Mensch und Natur – bis hin zum Verbraucher, der einen angemessenen Preis akzeptieren sollte und auch einmal Verständnis dafür aufbringt, wenn ein Öl nicht immer und in beliebiger Menge verfügbar ist. Leider rufen nämlich überzogene Anforderungen Fälscher und Panscher auf den Plan, die hier ein Geschäft wittern.

Von daher tun wir gut daran, ätherische Öle als das zu begreifen, was sie sind: wertvolle Geschenke der Natur.

Anbau und Ernte

Man unterscheidet konventionellen und kontrolliert biologischen Anbau (kbA) sowie Wildsammlung (WS) und kontrollierte Wildsammlung. Wo immer möglich, ist kbA oder kontrollierte Wildsammlung zu bevorzugen. Bei kbA wird auf einen artgerechten, an die bestehenden Naturgegebenheiten angepassten Anbau geachtet, der Boden- und Wasserressourcen berücksichtigt und ohne chemisch synthetische Pestizide und Herbizide auskommt. Die Erträge sind oft kleiner, die Preise höher, die Qualität hingegen besser im Sinne von ursprünglicher und naturbelassener Zusammensetzung. Besonders strenge Kriterien erfüllt das Demeter-Siegel.

Ein herausragendes Projekt für schonende, ökologische und sozial verträgliche Wildsammlung stellt der FairWild-Standard dar.[3] Der weitaus größte Teil an Aromapflanzen wird wild gesammelt, denn sie sind oft schwer zu kultivieren und liefern erst nach Jahren hochwertige Erträge, sodass sich ein Anbau wirtschaftlich nicht lohnt. FairWild ist ein international anerkannter Standard, der Sammel- und Ruhezeiten regelt und festlegt, welche Teile den Pflanzen entnommen werden dürfen. So kann ein Aussterben wichtiger Heil- und Aromapflanzen durch Übernutzung verhindert werden. Derzeit gibt es nur wenige nach FairWild zertifizierte Pflanzen, aus denen sich ätherische Öle gewinnen lassen (z. B. Salbei, Schafgarbe, Wacholder). Auf der Internetseite von FairWild ist eine laufend aktualisierte Tabelle zu finden (fairwild.org/publication-downloads/other-documents/Fair-Wild_species_products.pdf).

Entscheidend für die qualitative, aber besonders die quantitative Ölzusammensetzung ist der Erntezeitraum, z. B. enthält im Juni geerntete Pfefferminze deutlich weniger Menthol als im August geerntete. Ebenfalls wichtig ist der tageszeitliche Erntezeitpunkt: Dieser beeinflusst den Gehalt an ätherischem Öl im betreffenden Pflanzenteil. So erntet man z. B. Rosenblüten oder Jasmin noch im Morgengrauen, weil sich mit zunehmender Sonnenwärme das ätherische Öl verflüchtigt. Lavendel hingegen wird in sengender Mittagshitze geschnitten.

Manche Pflanzen müssen sofort weiterverarbeitet werden, andere erst im angetrockneten Zustand. Wieder andere werden vor der Destillation fermentiert, damit sich bei diesem enzymatischen Prozess unter Wärme und Feuchtigkeit erst die gewünschten Stoffe bilden. Iriswurzel muss beispielsweise vor der Destillation 2–3 Jahre teilweise unter Fermentation lagern.

---

[3] wwf.de/themen-projekte/weitere-artenschutzthemen/medizin-aus-der-natur/fairwild-heil-pflanzen-vor-dem-aussterben-schuetzen; http://www.fairwild.org.

Varietäten und Chemotypen

Von vielen Duftpflanzen gibt es unterschiedliche Varietäten und Chemotypen (CT). „Varietät" klassifiziert eine Unterart einer Pflanze, z. B. *Citrus aurantium var. amara* (Bitterorange). Bei den verschiedenen „Chemotypen" handelt es sich dagegen um ein und dieselbe Stammpflanze, aber je nachdem, auf welchem Boden und in welchem Klima sie wächst, bildet sie ätherische Öle mit teilweise unterschiedlichen Inhaltsstoffen bzw. unterschiedlichem Gehalt bestimmter Inhaltsstoffe aus. Dadurch unterscheiden sich natürlich auch die Eigenschaften der Öle voneinander. Beispiele hierfür sind:

- Thymian: Stammpflanze *Thymus vulgaris* – CT Thymol, CT Linalool, CT Thujanol
- Rosmarin: Stammpflanze *Rosmarinus officinalis* – CT Cineol, CT Kampfer, CT Verbenon
- Myrte: Stammpflanze *Myrtus communis* – CT Myrtenylacetat (marokkanische Myrte), CT Cineol (türkische Myrte), Myrte Anden.

Duft und Wirkung dieser unterschiedlichen Chemotypen unterscheiden sich stark. Deshalb ist es äußerst wichtig, bei der Verwendung den jeweiligen CT anzugeben und nicht nur z. B. von Thymian zu sprechen. Vom Eucalyptus hingegen gibt es verschiedene Arten mit unterschiedlicher Ölzusammensetzung und Wirkung: *Eucalyptus citriodora*, den Zitroneneucalyptus, der medizinisch eher im Urogenitalbereich und zur Rekonvaleszenz eingesetzt wird, *Eucalyptus globulus*, das stark riechende Erkältungsöl sowie *Eucalyptus radiata*, seine mildere auch für Kinder geeignete Schwester.

Gewinnung

Wasserdampfdestillation

Die meisten ätherischen Öle werden durch Wasserdampfdestillation gewonnen. Der Destillationsapparat besteht aus dem Alambique, einem mit Wasser befüllten beheizbaren Gefäß, in dem auf einem Gitter über dem Wasser das Pflanzenmaterial aufgebracht wird. Der aufsteigende Wasserdampf öffnet die Zellen und reißt das ätherische Öl mit. Im anschließenden Kühler kondensiert der ätherisch-Öl-haltige Wasserdampf und entmischt sich. Dieses Kondensat, bei dem das ätherische Öl aufgrund seiner meist geringeren Dichte obenauf schwimmt, wird in der so genannten Florentiner-Flasche aufgefangen. Nun kann es mittels eines Ablasshahns abgetrennt werden. Zurück bleibt das Hydrolat, das Kondensationswasser, welches wasserlösliche Bestandteile der destillierten Pflanze sowie Spuren des ätherischen Öls enthält. Hydrolate sind aufgrund ihrer Zusammensetzung und des idealen pH-Bereiches zwischen 3,5 und 5,5 wertvolle Hautpflegeprodukte, aber auch sehr anfällig für Verkeimung und mögliche Zersetzung. Daher sollten sie grundsätzlich steril in geschlossene Sprühflaschen abgefüllt und schnell verbraucht werden. Auf einwandfreie Wasserqualität und strenge hygienische Produktionsbedingungen ist unbedingt zu achten.

Die Destillation ist eine hohe Kunst, die viel Erfahrung erfordert, denn sowohl Temperatur und Druck als auch die Destillationsdauer bestimmen die Qualität des Öls.

Kaltpressung

Die Öle der Zitrusfrüchte (Zitrone, Limette, Orange, Grapefruit, Mandarine, Bergamotte) werden durch Kaltpressung der Fruchtschalen gewonnen. Dazu werden die Schalen, in denen sich das Öl abgelagert hat, vor der eigentlichen Pressung angeritzt. Die auf diese Weise gewonnenen Öle nennt man auch Agrumenöle. Hier ist es besonders wichtig, auf kontrolliert biologischen Anbau zu achten, denn ohne Destillation gelangen ggf. enthaltene Schadstoffe wie Pestizide ins Öl. Auch Farbstoffe, die nicht wasserdampfflüchtig sind, gelangen mit der Kaltpressung ins Öl. Das erklärt die grünliche über gelbe bis orange Färbung.

Andere Verfahren

Extrakte aus Harzen wie Benzoe Siam werden nach Anritzen der Baumrinde aufgefangen und entweder wasserdampfdestilliert oder mit organischen Lösungsmitteln extrahiert. Das Lösungsmittel wird anschließend unter Vakuum abdestilliert (Rückstandskontrollen!), und die zurückbleibende Masse in Alkohol gelöst. Auch viele Blütenöle für die Parfümerie werden extrahiert. Im Falle eines Harzes spricht man beim in Alkohol gelösten Produkt von einem „Resinoid", bei extrahierten Blütenölen von „Absolues".

Ein uraltes Verfahren, das heute aus Kostengründen kaum mehr angewandt wird, ist die Enfleurage. Hierbei wurde besonders empfindlichen Blüten, wie z. B. Jasmin, der Duft schonend entzogen, indem man wiederholt Blüten auf mit tierischem Fett bestrichene Glasplatten aufstreute, bis das Fett mit ätherischem Öl gesättigt war. Im anschließenden Schritt wurde das Fett mit Alkohol entzogen.

Jojobawachsverdünnungen und Weingeistverdünnungen

Manche ätherischen Öle sind so kostbar oder intensiv, dass sie auch in einer 1–10 %igen Verdünnung in Jojobawachs oder Weingeist (Ethanol) angeboten werden. Jojobawachs ist ein bei Raumtemperatur flüssiges pflanzliches Wachs, das sich besonders als Basis für ein Naturparfüm eignet. In der Körperpflege hat es ausgezeichnete feuchtigkeitsspendende und schützende Eigenschaften. Der Fettfeuchtigkeitsmantel (Hydrolipidmantel) wird stabilisiert. Hiervon profitiert die empfindliche und zu Juckreiz neigende Haut. Allerdings kann unser Körper es nicht verstoffwechseln, da es kein Fett im chemischen Sinne ist. Dafür ist es geruchsneutral und wird nicht ranzig. In Körperpflegprodukten ist es sinnvoll, Jojobawachs mit fetten Ölen zu kombinieren. So kann die Haltbarkeit der Mischung verbessert werden. Beispiele für Öle, die sich als Jojobawachsverdünnungen anbieten, sind Eisenkraut-, Immortellen-, Jasmin-, Kamille römisch-, Melissen-, Muskatellersalbei-, Neroli- und Sandelholzöl in 10 %iger Verdünnung und Iris- sowie Rosenöl in 1 %iger Verdünnung. Bei einer 10 %igen Verdünnung mischt man 1 Teil Öl mit 9 Teilen Jojobawachs, bei eine 1 %igen Verdünnung 1 Teil Öl mit 99 Teilen Jojobawachs.

Iris (1 %ig), Jasmin (4 %ig) und Neroli (10 %ig) gibt es auch als ethanolische Verdünnung, außerdem z. B. Lorbeer (30 %ig) oder Zimtrinde (60 %ig). Das jeweilige

Verdünnungsmittel (Jojobawachs oder Weingeist/ Ethanol) ist auf dem Etikett angegeben.

Lagerung und Haltbarkeit

Die Haltbarkeit eines ätherischen Öls hängt stark von seiner Lagerung ab. Kaufen Sie ätherische Öle lieber in kleinen Gebinden von ca. 5–10 ml, die Sie in angemessener Zeit verbrauchen. Bei angebrochenen Fläschchen sammelt sich mehr und mehr Luft über dem Öl. Die Luft enthält Sauerstoff, der chemische Prozesse, besonders die Oxidation, fördert. Dies sieht und riecht man einem Öl zunächst nicht an. Wenn Sie Veränderungen im Geruch eines Öls bemerken, verwenden Sie es bitte nicht mehr.

Verschließen Sie die Fläschchen sofort nach Gebrauch und lagern Sie sie vor Licht geschützt in Braunglas und bei Raumtemperatur (idealerweise konstante 20–25 °C). Vielleicht fragen Sie sich, warum nicht im Kühlschrank? Ganz einfach: Bei Kühlschranktemperatur würde sich noch mehr Sauerstoff im Öl lösen und damit Oxidationsprozesse beschleunigen. Außerdem bekommen dem Öl starke Temperaturschwankungen nicht gut.

Es hat sich bewährt, zusätzlich die Deckel zu beschriften, besonders wenn Sie mit vielen Ölen arbeiten, denn schnell gelangt sonst einmal der falsche Deckel auf das falsche Fläschchen.

> **Wichtiger Hinweis**
> Es versteht sich von selbst, ätherische Öle vor Kindern gesichert aufzubewahren. Es sind konzentrierte Pflanzenwirkstoffe, die, von Kindern getrunken, ernste gesundheitliche Schäden verursachen können. Falls doch einmal etwas passiert sein sollte, beachten Sie die Vorsichts- und Erste Hilfe-Maßnahmen im nächsten Abschnitt.

Die Haltbarkeit ätherischer Öle ist ein schwieriges Kapitel, was selbst Experten und Analytiker immer wieder vor Überraschungen stellt. So hat man herausgefunden, dass Zeder anscheinend doch nicht so lange haltbar ist, wie man bisher angenommen hat (aufgrund seiner Zuordnung als Basisnote, siehe weiter unten), sondern relativ schnell Peroxide bildet.

> Grundsätzlich kann man folgende Richtschnur für die Haltbarkeit unter optimalen Bedingungen festlegen:
> - Die meisten Öle: 1–2 Jahre
> - Zitrusöle, Nadelöle, citralreiche Öle, Melaleuca-Arten wie z. B. Teebaumöl: max. 1 Jahr
> - Blüten-, Holzöle: bis zu 3 Jahre
>
> Optimale Bedingungen: vor Licht und Wärme geschützt, dicht verschlossen, dem Verbrauch angemessen, möglichst vollständig gefüllt, bei möglichst konstanten 20–25 °C. Hier nochmals mein Rat: Sobald Sie ein Öl angebrochen haben, sollten Sie es zügig verbrauchen. Besonders Teebaum- und Zitrusöle verändern sich nach Anbruch schnell. Generell gilt, je weniger Öl im Fläschchen ist und je mehr Luft darüber, desto rascher sollte es verbraucht werden. Kaufen Sie von den besonders oxidationsempfindlichen Ölen lieber nur 5 ml-Fläschchen.

Die schnell flüchtigen „Kopfnoten" sind am kürzesten haltbar, eine Mittelstellung nehmen „Herznoten" ein, am längsten haltbar sind die schweren „Basisnoten". Angaben zur Einteilung nach Kopf-, Herz- und Basisnoten sowie eine genauere Erklärung hierzu finden Sie vor den Öl-Steckbriefen.

Gute Qualität und Einkauf

Wir haben schon teilweise über die Qualität ätherischer Öle gesprochen, denn sie beginnt bereits bei Anbau und Gewinnung. Doch was bedeutet gute Qualität genauer? Die Aromatherapie verwendet genuine und authentische Öle. Dabei bedeutet genuin: naturbelassen, es wird also nichts hinzugefügt oder weggelassen, und authentisch: das Öl wird aus einer definierten Stammpflanze gewonnen.

Dahinter steckt der Gedanke des Synergieeffektes, d. h. des fein aufeinander abgestimmten Zusammenwirkens aller natürlich enthaltenen Bestandteile. Dies bedeutet naturgegebene Schwankungen in der mengenmäßigen Zusammensetzung von Ernte zu Ernte. Die Natur kennt keine hundertprozentig reproduzierbaren Stoffe und Prozesse. Wird ein ätherisches Öl aber als Arzneistoff verwendet, muss es eine reproduzierbare Wirkung nachweisen. Der Gehalt bestimmter Inhaltsstoffe, so genannter „Leitsubstanzen", muss sich in einem definierten Bereich bewegen. Dies ist der Grund dafür, dass ätherische Öle in Arzneibuchqualität zwar höchsten Ansprüchen hinsichtlich Reinheit und Gehalt entsprechen, jedoch teilweise genau festgelegten Nachbehandlungen unterworfen werden. Dabei werden niemals Substanzen von außen zugeführt, mit Ausnahme geeigneter Antioxidantien, die der Sicherheit dienen. Damit sind Arzneibuchöle nicht mehr unbedingt genuin.

In diesem Dilemma befindet sich die Aromatherapie derzeit in der institutionellen Anwendung. Es ist eben außerordentlich anspruchsvoll, die komplexe Wirkung eines Vielstoffgemisches in ihrer Gesamtheit durch Studien zu belegen.

Für Sie als private Anwenderin/ privaten Anwender empfehle ich jedoch, ein 100 % naturbelassenes ätherisches Öl zu verwenden. Wie erkenne ich das aber beim Einkauf?

Zunächst gilt: Finger weg von Jahrmarkt- und Weihnachtsmarktölen. Was Sie da bekommen, ist völlig undurchschaubar. Ein erster Anhaltspunkt kann der Preis sein. Wenn Sie in einem Regal verschiedene Öle zu einem nahezu gleichen Preis sehen, handelt es sich mit größter Wahrscheinlichkeit um synthetische Ware. Es kann nicht sein, dass z. B. Rose und Zitrone das Gleiche kosten. Das Etikett gibt genaue Anhaltspunkte. Dazu muss man wissen, dass ätherische Öle mit rechtlich unterschiedlichen Zweckbestimmungen im Handel sein können:

als Bedarfsgegenstand zur Raumbeduftung, dann unterliegt die Kennzeichnung dem Gefahrstoffrecht, oder als Kosmetikprodukt, dann muss es nach Kosmetikverordnung gekennzeichnet werden. Folgende wesentliche Angaben finden Sie bei einem guten Öl auf dem Etikett:

Bedarfsgegenstand	Kosmetikprodukt
Deutscher Name	Deutscher Name
Lateinisch-botanischer Name der Stammpflanze inkl. CT (Chemotyp)	Lateinisch-botanischer Name der Stammpflanze inkl. CT (Chemotyp)
100 % naturreines ätherisches Öl	100 % naturreines ätherisches Öl
Anbau: z. B. kbA, WS	Anbau: z. B. kbA, WS
Verwendete Pflanzenteile (Schale, Blüte, Kraut, Rinde, Wurzel, ...)	Verwendete Pflanzenteile (Schale, Blüte, Kraut, Rinde, Wurzel, ...)
Herkunft (Land)	Herkunft (Land)
Art der Gewinnung: Wasserdampfdestillation, Kaltpressung, Extraktion	Art der Gewinnung: Wasserdampfdestillation, Kaltpressung, Extraktion
Chargen-Bezeichnung (für lückenlose Rückverfolgbarkeit)	Chargen-Bezeichnung (für lückenlose Rückverfolgbarkeit)
Füllmenge (ml oder g)	Füllmenge (ml oder g)
Herstellerangabe/Firmenbezeichnung	Herstellerangabe/Firmenbezeichnung
Zweckbestimmung: zur Raumbeduftung	Zweckbestimmung: Kosmetikum zur Aromapflege Anwendung: z. B. maximal x Tropfen in 50 ml Mandelöl, nicht unverdünnt anwenden
Gefahrensymbole, Warn- und Sicherheitssätze	Inhaltsstoffangabe nach INCI: Ingredients
Tastbares Warnzeichen	Angabe der sensibilisierenden Stoffe **
Angabe zur Haltbarkeit ab Anbruch	Angabe zur Haltbarkeit ab Anbruch
** Sensibilisierende Stoffe: laut EU-Kosmetik-Verordnung Angabe der natürlich enthaltenen potentiell allergenen Stoffe in einem ätherischen Öl ab einer bestimmten Konzentration	

Es gilt also, genau hinzuschauen. Bekannte renommierte Firmen bieten Öle mit dieser Kennzeichnung in ausgezeichneter Qualität an.

Das hört sich alles etwas verwirrend für Sie an? Einen nützlichen Leitfaden zu Anwendung, Qualität und rechtlicher Zuordnung ätherischer Öle bietet der Verein FORUM ESSENZIA e. V. auf seiner Homepage zum Download an: forum-essenzia.org/downloads/fe_info-broschuere_2018_web.pdf.

Vorsichts- und Erste Hilfemaßnahmen
Ätherische Öle sind hochkonzentrierte Pflanzenwirkstoffe. Sie können bei unsachgemäßer Anwendung Schäden hervorrufen, insbesondere an Haut und Schleimhaut. Beim versehentlichen Verschlucken größerer Mengen (Kinder!) können Teile des Öls in die Lunge gelangen und dort den Schleimfilm von der Bronchienoberfläche lösen. Dieser verstopft dann die feinen Bronchialverästelungen, und es kann zu einer Lungenentzündung kommen.
Wenden Sie ätherische Öle (mit wenigen Ausnahmen) niemals unverdünnt auf der Haut an.
Versehentlich auf die Haut gelangtes ätherisches Öl sofort mit reichlich Wasser und Seife abwaschen.
Versehentlich ins Auge gelangtes ätherisches Öl mit reichlich Wasser ausspülen.
Bei Verschlucken von ätherischem Öl kein Erbrechen hervorrufen, sondern Wasser, Tee oder Saft zur Verdünnung nachtrinken. Hat ein Kind von ätherischem Öl getrunken und zeigt Atemnot, Krämpfe oder Bewusstseinsveränderungen, sind unverzüglich die Vitalfunktionen Atmung und Kreislauf durch Erste Hilfe zu erhalten sowie der Rettungsdienst zu verständigen. Es ist sinnvoll, ein Giftinformationszentrum um Rat zur weiteren Überwachung zu befragen: Im Internet finden Sie Telefonnummern, wenn Sie den Begriff „Giftnotrufzentrale" in der Suchmaschine eingeben.
Bei Kindern unter sechs Jahren kein Pfefferminzöl, Kampfer oder andere mentholhaltige oder stark riechende ätherische Öle im Bereich des Gesichtes auftragen. Es kann sonst zu einem gefürchteten Stimmritzenkrampf mit Atemstillstand kommen.
Auch Schwangere und Personen mit obstruktiven Atemwegserkrankungen wie Asthma oder Menschen mit der Neigung zu Krampfanfällen sollten nicht mit solchen ätherischen Ölen in Kontakt kommen.

Kleines ABC der Riechphysiologie

Riechen, fühlen, erinnern

Wir riechen vom ersten bis zum letzten Atemzug. Bereits das Neugeborene findet anhand des Duftes die Mutterbrust.

Evolutionsgeschichtlich ist der Geruchssinn unser ältester Sinn. Ihn nutzten schon die ersten primitiven Lebewesen im Ur-Ozean zur Orientierung, lange bevor es Augen und Ohren gab. So ist es nur zu verständlich, dass der Geruchssinn direkt mit einem sehr archaischen Teil des Gehirns verbunden ist: dem limbischen System, Zentrum unserer Gefühle und Erinnerungen. Das limbische System steuert unsere psychische Verfassung, das emotionale Verhalten, die Sexualität und unser Gedächtnis. Ein Duft, der über die Nase das limbische System erreicht, bewirkt also Reaktionen auf einer ganz tiefen unbewussten Ebene, bevor er erst deutlich später ins Bewusstsein und damit zu einer kognitiven Bewertung gelangt.

Der Geruch eines Raumes kann ausschlaggebend dafür sein, ob sich jemand dort wohl fühlt oder nicht. Auch der Ausdruck „jemanden nicht riechen können" bekommt so eine tiefere Bedeutung.

Düfte haben die Fähigkeit, eine Situation in der Erinnerung so ursprünglich wiederaufleben zu lassen, als wäre man erneut in sie hineinversetzt. Wenn ich eine frisch gemähte Wiese rieche, finde ich mich augenblicklich in meiner Kindheit in den Sommerferien auf dem Bergbauernhof wieder. Diese Assoziationen macht man sich z. B. in der Demenzbetreuung zunutze. Man muss dabei sehr achtsam vorgehen, um keine negativen Erinnerungen zu wecken.

Vom Sinn des Riechens

Doch wozu ist der Geruchssinn sonst überhaupt gut? Wie schon im vorhergehenden Kapitel erwähnt, diente er ursprünglich zum Erkennen von Gefahr, zur Unterscheidung von essbar und ungenießbar oder giftig, und er beeinflusste die Partnerwahl. All das gilt auch heute noch, es wird nur durch das Sehen und Hören – Sinne, die mit unserem Bewusstsein verbunden sind – leicht „übersehen" bzw. überlagert.

Das limbische System bewirkt aber noch mehr: Es hat Einfluss auf übergeordnete hormonelle Steuerzentralen im Gehirn sowie auf unser vegetatives Nervensystem und damit auch auf körperliche Funktionen wie Atmung, Kreislauf, Blutdruck, Verdauung und Schlaf-Wachrhythmus. Solche Regulationsmechanismen werden über Hormone und Nervenbotenstoffe, so genannte Neurotransmitter, vermittelt und können durch ätherische Öle beeinflusst werden. An diesen Schaltstellen wird besonders deutlich, wie eng und untrennbar Körper, Geist und Seele miteinander verbunden sind. Die Psychoneuroimmunologie liefert hierzu laufend neue Erkenntnisse.

Interessant ist in diesem Zusammenhang auch die Verbindung unseres „Bauchhirns" mit dem limbischen System. Es sind ca. 100 Millionen Nervenzellen, die den menschlichen Verdauungstrakt umhüllen und die, man beachte, viel mehr Signale zum limbischen System, also dem „Kopfhirn" senden als umgekehrt. So manche Bauchentscheidung ist dann wohl doch richtig, auch wenn wir sie noch nicht gleich verstehen.

Physiologie des Riechens

Wie gelangt ein Duft zum Gehirn? Im Inneren unserer Nase sitzt oberhalb der Nasenmuscheln die Riechschleimhaut. Diese enthält rund 30 Millionen Riechzellen, die mit ihren Zilien in den Nasenschleim ragen. Auf den Riechzellen, die sich alle 30–60 Tage erneuern, befinden sich insgesamt ca. 350–400 unterschiedliche Riechrezeptoren. An denen docken Duftmoleküle nach dem Schlüssel-Schlossprinzip an. Das funktioniert nur richtig bei gut belüfteter und feuchter Nase. So erklärt sich, dass wir bei Schnupfen mit zugeschwollener Nase oder ausgetrockneter Nasenschleimhaut schlechter riechen können. Durch das Andocken entsteht über biochemische Mechanismen ein elektrischer Reiz, der über die Riechnerven ins Schädelinnere zu den Riechkolben weitergeleitet wird. Die Riechkolben zählen bereits zum Riechhirn.

Von den Riechkolben, lat. *Bulbus olfactorius*, – jeweils einem in jeder Gehirnhälfte – gibt es drei weiterführende Verschaltungen, die unterschiedliche Auswirkungen haben.

- **Gedächtnis, Geruchsreiz** → zum Hippocampus; hier werden Ort und Situation als Erinnerung gespeichert.
- **Emotion, Motivation** → zu den Mandelkernen (Amygdala) im limbischen System und zum Hypothalamus (hormonelle Steuerzentrale)
- **Geruchsidentifikation** → zum Thalamus (das Tor zum Bewusstsein) und weiter zum orbifrontalen Cortex; hier erfassen wir den Duft mit unserem Bewusstsein.

Wir riechen immer bestimmte „Muster", die jeder natürliche oder komplex zusammengesetzte Duft im Gehirn aktiviert. Lange ging man davon aus, dass der Mensch ca. 10.000 Geruchsmuster unterscheiden kann. Doch nach neuerer Forschung soll unsere Nase über eine Billion Düfte unterscheiden können.

Sogar der Trigeminus ist am Riechen beteiligt. Wir können mit ihm zwar keine Düfte identifizieren, aber er sendet bei starken, scharfen, fauligen Gerüchen oder bei zu viel Duft Signale, die Schmerzen oder Übelkeit auslösen können. Damit warnt er uns z. B. vor schädlichen Substanzen, Verdorbenem oder Feuer (Brandgeruch).

Noch nicht völlig geklärt ist die Art und Weise, wie Menschen Pheromone wahrnehmen. Pheromone sind Duftstoffe, die von einem Lebewesen ausgesandt und von einem anderen Lebewesen derselben Art wahrgenommen werden. Diese nonverbale Duftkommunikation erzielt ganz spezifische Wirkungen, indem sie das Hormonsystem und das Vegetativum beeinflusst. So ist z. B. ein Duftstoff aus dem männlichen Achselschweiß in der Lage, weibliche Menstruationszyklen zu synchronisieren. Pheromone werden oft unbewusst und unterhalb der Geruchsschwelle wahrgenommen, das heißt, wir bekommen es gar nicht wirklich mit.

Vielschichtige Wirkungen von ätherischen Ölen

Ätherische Öle haben aufgrund ihrer komplexen Zusammensetzung vielschichtige Wirkungen auf den Organismus. Dabei hat jeder einzelne Inhaltsstoff seine spezifische Wirkung, der Gesamteffekt kommt jedoch durch das Zusammenspiel aller Inhaltsstoffe zustande. So können sich beispielsweise die einzelnen Stoffe gegenseitig verstärken, ergänzen oder auch abschwächen, wodurch das komplette ätherische Öl oft verträglicher ist, als seine einzelnen Inhaltsstoffe vermuten lassen. In den folgenden Übersichten finden Sie die Wirkungen auf einzelne Organe und Körpersysteme. Nähere Angaben sind in den Ätherisch-Öl-Steckbriefen bei dem jeweiligen Öl nachzulesen.

Auf die Haut
- Entzündungshemmend, schmerzstillend, durchblutungsfördernd, erwärmend
- Antibakteriell, antiviral, antimykotisch (pilzhemmend), desinfizierend, pflegend und schützend, zellregenerierend, granulationsfördernd und epithelisierend (die Gewebeneubildung unterstützend), wundheilungsfördernd
- Antiallergisch durch Mastzellstabilisation (Histaminausschüttung verhindernd)

Auf Organe und Muskeln
- Spasmolytisch (krampflösend), verdauungsfördernd, entblähend, Gallenfluss anregend
- Schleimlösend, auswurffördernd
- Muskelentkrampfend, durchblutungsfördernd, erwärmend

Auf das Immunsystem, Hormonsystem
- Modulierend, regulierend, harmonisierend

Auf das vegetative Nervensystem
- Regulierend auf Kreislauf, Blutdruck, Herzfrequenz, Atmung durch Beeinflussung von Nervenbotenstoffen

Auf die Psyche
- Entspannend, anregend, ausgleichend, konzentrationsfördernd, beruhigend, angstlösend, stimmungsaufhellend
- Stabilisierend durch Einfluss auf Serotonin, Dopamin und weitere Nervenbotenstoffe
- Resilienzfördernd (psychische Widerstandsfähigkeit, Krisen zu bewältigen)

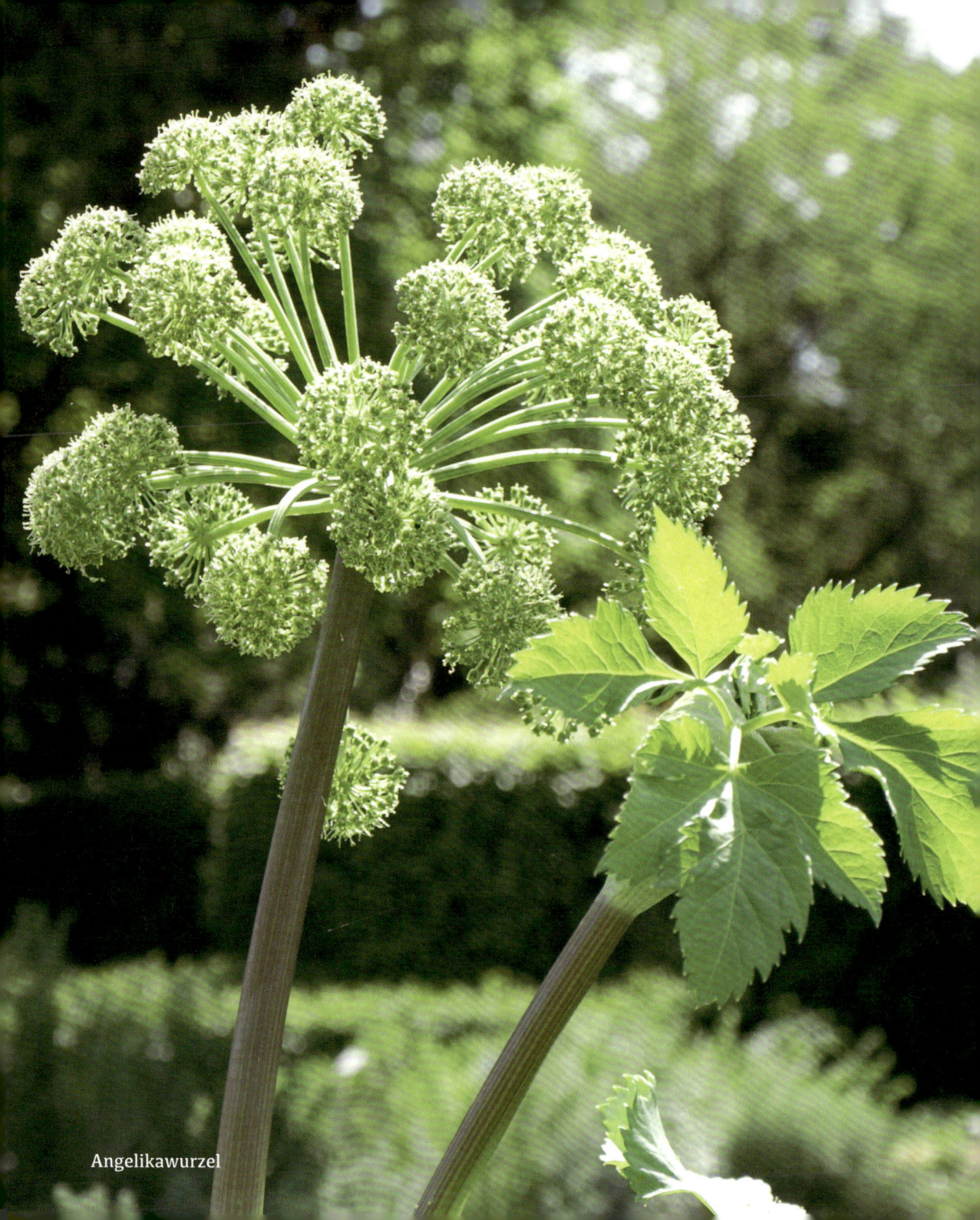
Angelikawurzel

Steckbriefe ätherischer Öle

In diesem Kapitel finden Sie Steckbriefe zu den ätherischen Ölen, die auch in meinen Rezepturen enthalten sind. Dennoch konnte ich nicht alle verwendeten Öle berücksichtigen, denn das würde die Grenzen dieses Ratgebers sprengen. Die nicht aufgeführten Öle werden daher kurz bei den jeweiligen Rezepturen im Kapitel „Aromamischungen" beschrieben. Umgekehrt sind auch bekannte ätherische Öle beschrieben, die nicht in den Rezepturen vorkommen.

Die Steckbriefe sind übersichtlich tabellarisch dargestellt. Sie finden zuerst Angaben zur Pflanze selbst, zu ihrer Herkunft und den verwendeten Pflanzenteilen. Es folgen Angaben zur Art der Ölgewinnung und den wichtigsten Inhaltsstoffen. An ein kurzes Duftprofil schließen sich Beschreibungen der körperlichen und seelischen Wirkungen an. Danach folgen Hinweise zu Anwendungsmöglichkeiten und Spannendes aus der Forschung.

Ganz am Ende der Tabelle sehen Sie, in welchen meiner Aromarezepturen das beschriebene Öl vorkommt. Wenn es eine Rezeptur in zwei Varianten gibt, z. B. als Körperöl oder Duschgel, steht in Klammern die entsprechende Abkürzung:

- B: Bad
- DL: Duftlampe
- D: Duschgel
- K: Körperöl
- M: Massageöl
- NP: Naturparfüm
- G: Gesundheitsanwendung

Eine Besonderheit von ätherischen Ölen sind die Duftnoten, die sie kennzeichnen. Man unterscheidet Kopfnoten, Herznoten und Basisnoten. In Mischungen sollten immer alle drei Duftnoten enthalten sein.

Kopfnote → der erste Dufteindruck einer Mischung, frisch, spritzig, belebend, steigt in den Kopf, verfliegt am schnellsten. Beispiele: Zitrusöle, Nadelholzöle. Die Öle sind sehr dünnflüssig und leicht beweglich, tropfen schnell aus der Flasche.

Herznote → der Kern eines Duftes, entfaltet sich als zweites nach der Kopfnote, geht zur Mitte, zum Herzen. Er berührt besonders unsere emotionale Ebene, ist ausgleichend und harmonisierend. Beispiele: oft Blütendüfte oder Kräuter. Die Öle sind weder sehr dünn- noch dickflüssig, nehmen eine Mittelstellung ein.

Basisnote → schwere, tiefe Düfte, balsamischer bis erdiger oder sogar modriger Geruch; als Einzelduft meist nicht ansprechend für die Nase; wichtig in einer Mischung als Fixativ und zum Abrunden, damit der Duft länger hält; bleibt geruchlich am längsten in einer Duftmischung erhalten, wenn Kopf- und Herznote schon verflogen sind; erdet uns bei „Kopflastigkeit". Beispiele: relativ zähflüssige, schwer flüchtige, oft bräunlich dunkle Öle aus Hölzern, Rinden, Samen, Wurzeln. Öle tropfen sehr langsam aus der Flasche.

Zur besseren Visualisierung habe ich für Kopf-, Herz-, und Basisnoten Symbole vergeben, mit denen die ätherischen Öle in den Steckbriefen markiert werden:

Kopf ✳   Herz 🌱   Basis ◆

Inhaltsstoffklassen von ätherischen Ölen

Ätherische Öle sind sehr wirksame Naturstoffe. Aufgrund der chemischen Zusammensetzung ihrer einzelnen Inhaltsstoffe können sie sowohl gesundheitsfördernde als auch schädliche Auswirkungen haben. Wie schon Paracelsus erkannte, ist auch hier die Dosis entscheidend. Bis auf wenige Ausnahmen (kampfer-, menthol- und cineolreiche sowie stark riechende ätherische Öle) ist die äußerliche Anwendung bei gesunden Erwachsenen auf intakter Haut in einer 0,5–1 %igen Dosierung sicher. Bei Kindern sollte man zurückhaltend sein, wenn man keine ausreichende Erfahrung im Umgang mit ätherischen Ölen hat.

Die folgende Tabelle soll eine Orientierung und Übersicht zu den wichtigsten chemischen Inhaltsstoffen inklusive Bezeichnungen, Beispielen und Hauptwirkungen geben. Bei Bedarf können Sie in dieser Tabelle immer wieder nachlesen, was sich hinter den komplizierten Begriffen versteckt.

Inhaltsstoffklasse	Beispiel	Beispiel Öl	Wirkung / Nebenwirkung
Monoterpene	Limonen, Pinen	Zitrusöle (Limonen) Nadelöle (α-β-Pinen)	- körperlich anregend - erwärmend, schmerzstillend, entzündungshemmend - geistig stimulierend, konzentrationsfördernd **Achtung: In höherer Konzentration hautreizend!**
Sesquiterpene	Zingiberen, β-Caryophyllen, Patchoulen, Vetiven, Himalachen, Germacren	Ingwer, Melisse, Narde, Vetiver, Zeder, Ylang Ylang komplett	- sehr hautfreundlich, zellregenerierend, antiallergisch (mastzellstabilisierend) - seelisch ausgleichend, Selbstvertrauen stärkend - Stressresistenz fördernd
Monoterpenole	Linalool, Geraniol, Citronellol	Lavendel, Linaloeholz, Rose, Rosengeranie	- immunmodulierend, hautpflegend, zellregenerierend, antibakteriell, antiviral, antimykotisch - Stresshormonproduktion regulierend

Sesquiterpenole	Santalol, Patchoulol	Sandelholz, Patchouli	- Hormonhaushalt harmonisierend - sehr Haut pflegend - Resilienz fördernd, seelisches Gleichgewicht stärkend
Diterpenole	Phytol	Jasmin Absolue	- stresslösend, Pheromoncharakter
Monoterpenaldehyde	Citral, Citronellal	Litsea, Lemongrass, *Eucalyptus citriodora*	- schmerzlindernd, entzündungshemmend, antibakteriell, pilzhemmend, antiviral - dosisabhängig beruhigend bis anregend und belebend, kreativitätsfördernd, seelisch aufhellend **Achtung: In hohen Dosen Reizbarkeit, Unruhe, Erregungszustände, hautreizend!**
Monoterpenketone	(+) und (-) Carvon, Menthon, Kampfer, Thujon	Kümmel, Nanaminze, Pfefferminze, Rosmarin CT Kampfer, Salbei, Schopflavendel	- schleimverflüssigend, krampflösend, Gallefluss anregend, wundheilungsfördernd - Gehirnstoffwechsel unterstützend, anregend, stimulierend, klärend **Achtung: Öle mit hohem Monoterpenketongehalt (> 30 %) nicht bei Kindern, Schwangeren, Epileptikern anwenden! Diese Öle sollten wegen möglicher nervenschädigender und abortiver Eigenschaften nur von erfahrenen Therapeuten angewendet werden.**
Sesquiterpenketone	Iron, Valeranon, Vetiveron, Atlanton	Iris, Narde, Vetiver, Zeder	- zellregenerierend, wundheilungsfördernd, schleimlösend - stark beruhigend, innere Ruhe und Gelassenheit fördernd - Pheromoncharakter
Diketone	Italidione	Immortelle	- Hämatome (Blutergüsse) auflösend - Lymphabfluss anregend, abschwellend

Monoterpenoxide	1,8-Cineol	Cajeput, *Eucalyptus globulus* u. *radiata*, Myrte türkisch, Niaouli, Rosmarin CT Cineol	- schleimverflüssigend, schleimabtransportierend, auswurffördernd - entzündungshemmend - entkrampfend auf Bronchialmuskulatur - Reinigungseffekt auf Lunge und Bronchien
Mono- und Sesquiterpenester	Linalylacetat, Bornylacetat	Bergamotte, Lavendel, Fichtennadel sibirisch	- sehr hautfreundlich, entzündungshemmend, schmerzstillend, entkrampfend - Serotoninausschüttung regulierend → beruhigend, entspannend, ausgleichend, stimmungsaufhellend
Aromatische Ester und Alkohole	Benzylbenzoat, Benzylacetat, Methylanthranilat	Benzoe Siam, Jasmin, Ylang Ylang	- schmerzlindernd, entkrampfend - euphorisierend
Aromatische Aldehyde und Säuren	Vanillin (Aldehyd), Benzoesäure	Vanilleextrakt, Benzoe Siam	- entzündungshemmend, antibakteriell, pilzhemmend - entkrampfend, schmerzstillend - angstlösend, stimmungsaufhellend, Gelassenheit fördernd, stark positiv auf Gefühlsebene wirkend
Cumarine	α-Benzopyron	Tonkaextrakt	- muskelentkrampfend, schmerzstillend - angstlösend, stimmungsaufhellend - Vertrauen und Geborgenheit vermittelnd
Furocumarine	Bergapten, Angelicin	Bergamotte, Zitrusöle, Angelikawurzel	- Stark stimmungsaufhellend wie Cumarine **Achtung: Erhöhen die Lichtempfindlichkeit der Haut. Bis 12 Std. nach Anwendung die Haut keiner UV-Strahlung aussetzen!**

◆ Angelikawurzel – Stärkende Kraft

Die Angelikawurzel oder Engelwurz ist eine Pflanze der nördlichen Breiten. Angeblich machte erst ein Engel auf die heilende Wirkung der Pflanze aufmerksam. Was bei uns auf feuchten Wiesen, an Wegrändern und Flussufern wächst, ist allerdings nicht die Erzengelwurz (*Angelica archangelica*), sondern die sehr ähnlich aussehende Wilde oder Waldengelwurz. Diese wird selten als Heilpflanze verwendet.

Die nur kultivierte, aber bei uns nicht wild vorkommende Erzengelwurz fällt durch ihre stattliche Größe und beeindruckende große Blüte sofort auf. Beim Ernten von Angelikawurzel und -kraut sollten Handschuhe getragen und ein direkter Hautkontakt vermieden werden. Es gibt eine Eselsbrücke, wie wir sie nicht mit dem noch stärker hautreizenden Bärenklau verwechseln: Ist der Stängel kantig rau, ist es wohl der Bärenklau. Ist er dagegen glatt und fein, wird es wohl die Engelwurz sein.

Die Legende erzählt von ihrer herausragenden Bedeutung in Pestzeiten: Die Ärzte trugen ein Stück Angelikawurzel an einem Band um den Hals, von dem sie bei ihren Krankenbesuchen immer mal wieder abbissen, um sich vor Ansteckung zu schützen. Später wurde die Engelwurz in Klostergärten angebaut und fand Eingang in die berühmte Rezeptur des Karmeliter-Melissengeistes.

Mit ihrer sehr tiefen Schwingung und dem erdigen Geruch vermag sie kopflastige Menschen wieder zu erden und hilft auch bei Ängsten, die einem den Boden unter den Füßen wegziehen. Gleichzeitig richtet sie auf und verleiht Mut und Zuversicht. Das macht sie zu einem wertvollen Bestandteil in Mischungen bei Krankheit, in der Rekonvaleszenz und in schwierigen Lebenssituationen. Aufpassen müssen wir bei äußerlicher Anwendung, denn die enthaltenen Furocumarine erhöhen die Lichtempfindlichkeit der Haut. Allerdings riecht das ätherische Öl so erdig, dass wir es kaum in einer für diesen Effekt ausreichenden Dosis einsetzen würden.

Angelikawurzelöl ist sehr kostbar, aber aufgrund seiner starken Wirksamkeit benötigt man nur sehr wenige Tropfen für eine Mischung. In Spuren enthalten ist Pentadecanolid, einer der stärksten pflanzlichen Riechstoffe, der dem Öl seinen leicht moschusartigen Duft und Pheromoncharakter verleiht.

Stammpflanze / Familie	*Angelica archangelica* / Apiaceae (Doldengewächse)
Herkunft	Deutschland, Frankreich, Balkan, Osteuropa
Verwendete Pflanzenteile	Wurzeln
Gewinnung	Wasserdampfdestillation
Wichtige Inhaltsstoffe	v. a. Monoterpene, Monoterpenole, Sesquiterpene, Furocumarine
Duftbeschreibung	Hellgelbes Öl, erdig, würzig, leicht moschusartig
Wirkungen körperlich	Antiseptisch, abwehrsteigernd, magenstärkend, spasmolytisch, cholagog (gallensaftfördernd), magensaftsekretionsfördernd, leicht karminativ
Wirkungen psychisch	Angstlösend, stärkend und aufrichtend, stabilisierend
Anwendungsmöglichkeiten	Erkältungskrankheiten, Abwehrschwäche, Magen-Darm-Beschwerden, Angstzustände, mangelndes Selbstvertrauen, depressive Verstimmungen, Stimmungsschwankungen
Aromamischungen in diesem Buch	- Erkältungsbad (B) - Serenity (NP)

◆ Benzoe Siam – Wärmende Geborgenheit

Bereits im antiken Ägypten handelte man mit dem Harz des Benzoebaumes und stellte daraus duftende Salben und heilende Balsame her. Dioskurides erwähnt die wohltuende Wirkung auf Haut und Atemwege in seiner Materia medica. Das leicht bräunliche Resinoid (in Alkohol gelöster Harzextrakt) duftet sehr angenehm balsamisch-süß und schmeichelnd. Benzoe ist eine weiche Basisnote und immer dort angebracht, wo uns eine wärmende Umhüllung guttut. Daher kann ich es mir sehr gut in Pflegemischungen für Schwerkranke und in der Altenpflege sowie im Palliativbereich vorstellen. Es passt in Körperöle für die Winterzeit und natürlich auch in eine weihnachtliche Duftlampenmischung. Aber auch sommerliche Aromarezepturen werden mit Benzoe schön weich und rund und besonders hautpflegend.

Benzoe mischt sich ausgezeichnet sowohl mit Zitrusölen als auch mit Nadeldestillationen oder Blütendüften.

Stammpflanze / Familie	*Styrax tonkinensis* / Styraceae (Styraxbaumgewächse)
Herkunft	Südostasien, Indien
Verwendete Pflanzenteile	Harz aus der Baumrinde
Gewinnung	Extraktion aus dem Harz der Baumrinde, Lösen des Extraktes in Alkohol ergibt das Resinoid
Wichtige Inhaltsstoffe	Aromatische Ester und Säuren, Vanillin
Duftbeschreibung	Bräunliches Öl, balsamisch weich, vanilleartig
Wirkungen körperlich	Antimykotisch (pilzhemmend), wundheilungsfördernd, entzündungshemmend, zellregenerierend
Wirkungen psychisch	Entspannend, angstlösend, ein Gefühl von Wärme und Geborgenheit vermittelnd, „alles ist gut"
Anwendungsmöglichkeiten	<ul><li>Hautpflege: sehr hautverträglich und regenerierend, bei strapazierter oder wundgeriebener Haut, zur Vorbeugung gegen Wundliegen, in Naturkosmetik</li><li>Wohlfühlmassage: sorgt für Entspannung, Geborgenheit, stresslösend, hilft beim Abschalten vom Arbeitsalltag, Burnout-Prophylaxe</li></ul>
Aromamischungen in diesem Buch	<ul><li>Kaminstunde (DL)</li><li>„Stress lass nach" (B); Blütenzauber (B); „Wenn's draußen schneit" (B)</li><li>Abendruhe (M); Ruhekissen „Melisse" (M); Ruhekissen „Rosengeranie" (M)</li><li>Après Soleil (K); Sommerwiese (K); Andante (K)</li><li>Ananda (K, NP)</li><li>So Sein (D, K)</li><li>Bella Vista (D)</li><li>Lippenbalsam</li></ul>

✶ Bergamotte –
Einen grünen Zweig im Herzen tragen

Die Heimat des empfindlichen Bergamotte-Baums ist vermutlich Indien. Heute wird er in Süditalien angebaut. Bergamotte ist Bestandteil des echten „Eau de Cologne" und aromatisierender Zusatz im Earl Grey-Tee. Es ist ein außerordentlich stimmungsaufhellendes Öl, das mit den meisten anderen ätherischen Ölen harmoniert und Mischungen „rund" macht.

Bergamotte ist vielseitig einsetzbar, man muss aber beachten, dass es die Haut wegen der enthaltenen Furocumarine (Bergapten) lichtempfindlich macht. Für Körperölmischungen steht ein furocumarinarmes Öl zur Verfügung. Ihm wurde das Bergapten weitestgehend entzogen. Dadurch ist dieses Öl zwar nicht mehr genuin im Sinne der aromatherapeutischen Definition, aber dafür unkritischer bei Anwendungen auf der Haut.

Ich mag das Bergamotteöl sehr, das sehen Sie schon an der Vielzahl meiner Rezepturen, in denen es vorkommt.

Stammpflanze / Familie	*Citrus bergamia* / Rutaceae (Rautengewächse)
Herkunft	Italien (Reggio di Calabria)
Verwendete Pflanzenteile	Unreife, grüne Fruchtschalen
Gewinnung	Kaltpressung der Fruchtschalen
Wichtige Inhaltsstoffe	Monoterpenester, Monoterpene, Monoterpenole, Furocumarine (z. B. Bergapten)
Duftbeschreibung	Dünnflüssiges grünes Öl, klar, frisch, fruchtig, spritzig
Wirkungen körperlich	Immunstimulierend, antibakteriell, antiseptisch
Wirkungen psychisch	Angstlösend, stark stimmungsaufhellend, nervenentspannend
Anwendungsmöglichkeiten	Depressive Verstimmungen, „Winter-Blues", Niedergeschlagenheit, Antriebslosigkeit

Spannendes aus der Forschung	Es gibt etliche wissenschaftliche Untersuchungen, die eine angstlösende und nervenentspannende Wirkung von Bergamotteöl aufzeigen, z. B. eine thailändische Studie aus dem Jahr 2011 mit einer synergistisch wirkenden Aromamischung aus Bergamotte und Lavendel, die auf der Haut angewendet wurde.
Aromamischungen in diesem Buch	▪ Wenn´s draußen schneit (B) ▪ Duftöl für K (DL); Duftöl für M (DL); Morgenfrische (DL) ▪ La Dolce Vita (D) ▪ Abendruhe (M) ▪ Ananda (K, NP) ▪ Sommerwiese (K); Mondfee (K); Licht des Südens (K) ▪ So Sein (D, K) ▪ Serenity (NP); Hesperiden Traum (NP)

Die enthaltenen Furocumarine erhöhen die Lichtempfindlichkeit der Haut. Es kann bei Sonneneinstrahlung zu unschönen, bleibenden Pigmentflecken und entzündlichen Hautreaktionen kommen.
- Max. 5 Tropfen auf 100 ml Basisöl sind unbedenklich.
- Bei höherer Dosierung die Haut für mind. 12 Stunden keiner Sonnenbestrahlung (auch keiner künstlichen UV-Bestrahlung) aussetzen.

✺ Cajeput – Sanfte Frische für die Atemwege

Vom Cajeputbaum sagt man: Wo er wächst, gedeiht keine andere Pflanze. Er ist sehr widerstandsfähig. Seine weißlich-graue Rinde gab ihm den indonesischen Namen „kayu-puthi" = „weißes Holz". Malaien und Javaner verwenden Cajeputöl traditionell bei fiebrigen Infekten und Atemwegserkrankungen. In Europa hat es sich erst im 19. Jahrhundert durchgesetzt.

Besonders geeignet ist Cajeputöl in Inhalationen, Erkältungsbalsamen und -bädern für Kinder aufgrund seiner sanfteren Zusammensetzung als Eukalyptus. Inhalationen mit Cajeput und Niaouli in einer Sole-Lösung oder mit Meersalz befreien Nase und Nebenhöhlen und unterstützen den Heilungsprozess. Ich gebe hierzu in eine Schüssel einen Esslöffel Meersalz, darauf 4 Tropfen Niaouli und 3 Tropfen Cajeput und vermische das Ganze. Heißes Wasser in die Schüssel füllen, Tuch über Kopf und Schüssel und 10 Minuten inhalieren. Danach fühlt sich mein Kopf viel freier an.

Eine weitere Domäne für Cajeput sind Neuralgien und Muskelschmerzen. Hier wird das ätherische Öl in einer Massageölmischung angewendet.

Steckbriefe ätherischer Öle

Stammpflanze / Familie	*Melaleuca cajuputi* / Myrtaceae (Myrtengewächse)
Herkunft	Molukken, Indonesien, Malaysia, Philippinen, Nordaustralien
Verwendete Pflanzenteile	Frische Blätter und Zweigspitzen
Gewinnung	Wasserdampfdestillation
Wichtige Inhaltsstoffe	1,8-Cineol, Monoterpene, Monoterpenole u.a.
Duftbeschreibung	Gelblich-hellgrünliches leicht bewegliches Öl, sanft eukalyptusartiger Duft
Wirkungen körperlich	Antiseptisch, schleimlösend, auswurffördernd, hustenreizlindernd, abwehrsteigernd, fiebersenkend, schmerzlindernd
Wirkungen psychisch	Konzentrationsfördernd, belebend
Anwendungsmöglichkeiten	Bronchitis, Sinusitis, Erkältung, Fieber → besonders für Kinder geeignet, weil verträglicher und milder als Eukalyptus (Inhalation, Brustbalsame, Erkältungsbäder); Herpes labialis, Gürtelrose und postzosterische Neuralgien (= Nervenschmerzen infolge einer Gürtelrose), schmerzhafte Muskel- und Nervenentzündungen (in Aromamischungen mit fettem Öl als Träger zum Einreiben)
Spannendes aus der Forschung	Eine italienische Studie aus dem Jahr 2016 kam zu folgendem Ergebnis: Wenn man in Patientenzimmern zusätzlich zu herkömmlichen hygienischen Maßnahmen eine Raumluft-Vernebelung mit einer Mischung von ätherischen Ölen (Cajeput, Lavendel, Sibirische Tanne, Myrte, Zitronengeranie) vornahm, konnten die Keimbesiedelung und der Arzneimittelbedarf gegen Infektionen deutlich gesenkt werden.
Aromamischungen in diesem Buch	- Erkältungsbad (D) - Muskel- und Nervenöl (M); Gelenköl (M)

✳ 🌲 Douglasfichte – Morgens im Wald tief durchatmen

Dieser schöne große Nadelbaum, ursprünglich in Nordamerika beheimatet, wächst auch in europäischen Wäldern. Das ätherische Öl hat einen feinen waldigen, leicht zitronig-frischen Duft und ist eine Wohltat für die Atemwege. Gerade Menschen, die in der Großstadt leben, empfinden es als eine Befreiung der Lungen und atmen wieder tiefer in den Bauch hinein.

Ein stickiger Geruch lässt sich mit Douglasie wunderbar beseitigen. Sehr empfehlenswert ist Douglasie, wie die Douglasfichte auch heißt, zusammen mit Zitrone zur Raumluftverbesserung in Erkältungszeiten oder in Krankenzimmern. Es harmoniert ausgezeichnet mit allen anderen Nadelholzölen sowie den Zitruspressungen. Auch in der Sauna entfaltet sich solch eine Mischung gut. Allerdings darf das ätherische Öl niemals pur auf die heißen Steine gelangen. Am besten hängt man ein Gefäß mit Wasser und den darin verteilten ätherischen Ölen über den Ofen und macht den Aufguss nur mit Wasser. Durch die Hitze verdampft das ätherische Öl und verteilt sich in der Sauna. So ist man sicher, dass sich die Öle nicht zersetzen oder sogar verbrennen. Die Lufttemperatur in der Sauna sollte aus diesem Grund ebenfalls moderat sein.

Stammpflanze / Familie	*Pseudotsuga menziesii* / Pinaceae (Kieferngewächse)
Herkunft	Meist aus Frankreich
Verwendete Pflanzenteile	Zweige und Nadeln
Gewinnung	Wasserdampfdestillation
Wichtige Inhaltsstoffe	Monoterpene, Monoterpenole, Ester
Duftbeschreibung	Frisch waldig nach Tannen- oder Kiefernadeln und Zitrone
Wirkungen körperlich	Antiviral, schleimlösend, die Atmung anregend, abwehrsteigernd
Wirkungen psychisch	Widerstandskraft und Selbstvertrauen stärkend, geistig-seelisch stimulierend durch Aktivierung von Nerven-Botenstoffen
Anwendungsmöglichkeiten	Raumluftverbesserung, Aktivierung der Atmung, Sauna, bei Erkältung, in ganzheitlich stärkenden Mischungen
Aromamischungen in diesem Buch	- Aufbruch (DL)

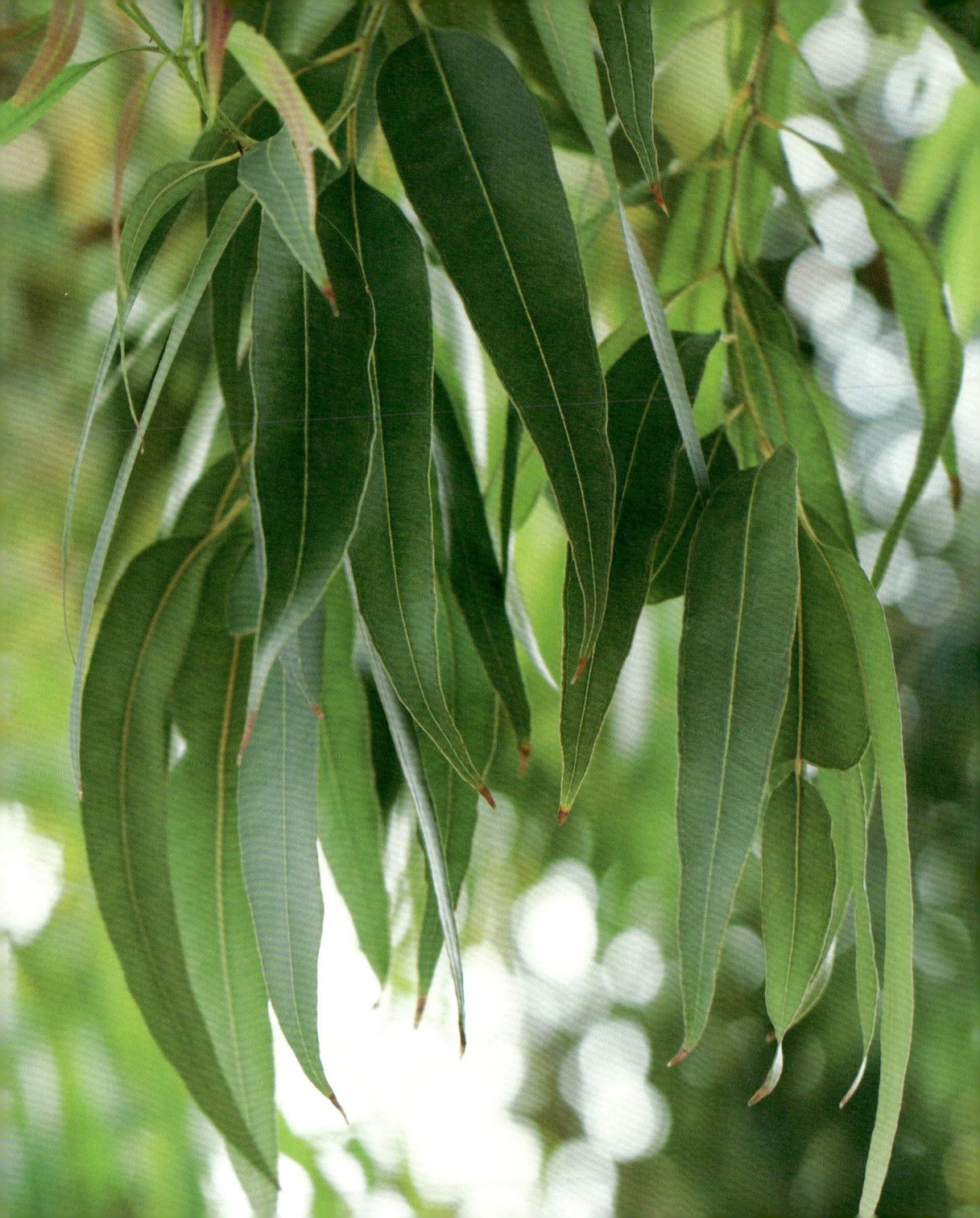

✺ Eukalyptus – Der Erkältungsbegleiter

Wer kennt ihn nicht, den typischen Erkältungsduft? Dabei ist wahrscheinlich gar nicht so bekannt, dass es sehr viele verschiedene Eukalyptusarten gibt, u.a. *Eucalyptus citriodora* (Zitroneneukalyptus), *Eucalyptus globulus* und *Eucalyptus radiata*. Sie unterscheiden sich deutlich in Zusammensetzung und Wirkung. Der Volksname „Fieberbaum" rührt daher, dass man mit ihm wegen seines immensen Wasserverbrauches Sümpfe trockenlegen kann. Zu diesem Zweck baute man ihn in malariaverseuchten Feuchtgebieten an.

Der Eukalyptusbaum gehört zu den höchsten Laubbäumen der Welt. Er ist eng mit Australien verbunden, wo er den Großteil der Wälder ausmacht und den Koalabären als einzige Nahrungsquelle dient.

Eu-Kalyptus heißt übersetzt der Wohlbehütete, von Kalyptra = Mütze und eu = wohl. Dies bezieht sich auf das kleine Deckelchen auf der Blütenknospe, das beim Aufblühen abfällt.

Beschreiben möchte ich hier den *Eucalyptus globulus* und den *Eucalyptus radiata*.

> Den Eukalyptus finden Sie nicht in meinen Aromamischungen, ich habe stattdessen das sanftere und verträglichere Cajeput eingesetzt.

Stammpflanze / Familie	*Eucalyptus* **globulus** / Myrtaceae (Myrtengewächse)	*Eucalyptus* **radiata** / Myrtaceae (Myrtengewächse)
Herkunft	Südaustralien, Tasmanien, kultiviert im Mittelmeerraum	Australien
Verwendete Pflanzenteile	Blätter, Zweige	Blätter, Zweige
Gewinnung	Wasserdampfdestillation	Wasserdampfdestillation
Wichtige Inhaltsstoffe	1,8-Cineol, Monoterpene, Monoterpenole, **Monoterpenketone**	1,8-Cineol, Monoterpene, Monoterpenole
Duftbeschreibung	Medizinisch, kampferartig	Frisch, spritzig
Wirkungen körperlich	Antibakteriell, schleimlösend, auswurffördernd	Stark antibakteriell und antiviral, schleimlösend, auswurffördernd
Wirkungen psychisch	Belebend	Belebend, erfrischend
Anwendungsmöglichkeiten	Bronchitis, Sinusitis, Erkältung **Achtung:** *E. globulus* **ist aufgrund seiner stark wirkenden Inhaltsstoffe nur für die Anwendung bei Erwachsenen geeignet!**	Bronchitis, Sinusitis, Erkältung; milder als *E. globulus*, enthält keine Monoterpenketone

Wichtiger Hinweis

Keine stark riechenden ätherischen Öle bei Kindern unter 6 Jahren im Gesichtsbereich anwenden, Gefahr eines Stimmritzenkrampfes mit Kehlkopfschwellung bis hin zu Atemstillstand.

✱ Fichtennadel sibirisch – Entspannt durchatmen

Fichtennadelöl zeichnet sich durch einen sehr angenehmen weichen Nadelduft aus, der uns augenblicklich wohlig entspannen lässt. Besonders in einem abendlichen Bad nach einem anstrengenden Tag tut es ausgesprochen gut. Bei Stress neigen wir zu oberflächlicher Atmung. Die ausgewogene Zusammensetzung der belebenden und entspannenden Inhaltsstoffe von Fichtennadelöl bewirkt, dass wir wieder tief durchatmen und zur Ruhe kommen. Dabei ist das sehr sanfte Öl sowohl für Kinder als auch für alte und geschwächte Menschen gleichermaßen geeignet.

Fichtennadelöl harmoniert wunderbar mit allen anderen Nadelholzölen. Wenn es etwas frischer duften soll, mischen Sie es mit ein paar Tropfen Zitrone oder Grapefruit. Solche Kombinationen eignen sich hervorragend zur Raumluftverbesserung oder Keimzahlreduktion in Grippezeiten. Besonders angenehm entfalten sie sich in der Sauna.

Die Sibirische Fichte heißt im Volksnamen Sibirische Tanne, obwohl sie gar keine Tanne ist. Wissen Sie, wie man ganz leicht Tannen von Fichten unterscheidet? Bei Fichten hängen die Zapfen an den Zweigen, bei Tannen sitzen sie obendrauf. Eine Kollegin hat mir noch einen ganz einfachen Merksatz verraten: Die Fichte sticht, die Tanne nicht!

Botanischer Name / Familie	*Abies sibirica* / Pinaceae (Kieferngewächse)
Herkunft	Russland
Verwendete Pflanzenteile	Zweige
Gewinnung	Wasserdampfdestillation
Wichtige Inhaltsstoffe	Monoterpene und Ester in ausgewogenem Verhältnis
Duftbeschreibung	Frisch-waldig und doch sanft, weich
Wirkungen körperlich	Schleimverdünnend, -lösend und auswurffördernd, stark entkrampfend besonders auf die Atmungsorgane
Wirkungen psychisch	Ausgleichend, entspannend
Anwendungsmöglichkeiten	Erkältungskrankheiten, stressbedingte Kurzatmigkeit
Aromamischungen in diesem Buch	▪ Erkältungsbad (B) → ohne Meersalz auch für Sauna ▪ Zauberwald (DL) → auch für Sauna

✲ Grapefruit – Pure Lebensfreude

Der lateinische Name *Citrus paradisi* sagt es schon aus: Dieser Duft vermittelt sprudelnde Lebensfreude. Es gibt zwei verschiedene Grapefruitöle, eins aus Schalenpressung und eins aus Pressung der kompletten Frucht. Ich verwende gerne das Öl von Grapefruit komplett, denn es ist noch spritziger und runder als die reine Schalenpressung. Grapefruit mischt sich sehr gut mit fast allen anderen Ölen und verleiht den Mischungen eine angenehm erfrischende Note. Sogar schon für sich allein genommen verbessert es in der Duftlampe Geruch und Stimmung im Raum und wirkt belebend. Das macht es gerade an tristen und trüben Tagen zu einem echten Gute-Laune-Öl. Interessanterweise ist der geruchsbestimmende Anteil nur in einer sehr geringen Konzentration im Öl vorhanden. Dieses α-Thioterpineol ist einer der stärksten bekannten natürlichen Riechstoffe und bereits in einer extrem niedrigen Konzentration (4–10 ppb) wahrnehmbar. Man vermutet eine starke psychologische Wirkung von Riechstoffen mit einer solchen Geruchsintensität.

Wie bei allen Agrumenölen – so nennt man die ätherischen Öle, die aus Schalenpressung von Zitrusfrüchten gewonnen werden – sollten Sie es für Hautanwendungen sparsam dosieren (max. 5 Tropfen/100 ml Hautöl; max. 7 Tropfen/100 ml Duschgel), um Hautreaktionen zu vermeiden und vor Anwendung einen Verträglichkeitstest in der Ellenbeuge machen (Näheres im Kapitel „Tipps und Anleitung zum Selbermischen").

Botanischer Name / Familie	*Citrus paradisi* / Rutaceae (Rautengewächse)
Herkunft	Israel, USA, Argentinien, Brasilien, Südafrika, Zypern
Verwendete Pflanzenteile	Ganze Frucht (komplett) oder Fruchtschale
Gewinnung	Kaltpressung
Wichtige Inhaltsstoffe	v. a. Monoterpene, Sesquiterpene, Monoterpen-Aldehyde und Monoterpenole in geringen Anteilen, Furocumarine in geringen Anteilen
Duftbeschreibung	Fruchtig, spritzig, frisch
Wirkungen körperlich	Raumluftreinigend, immunstimulierend
Wirkungen psychisch	Stimmungsaufhellend, belebend, antriebssteigernd
Anwendungsmöglichkeiten	Raumluftreinigung, Niedergeschlagenheit, depressive Verstimmungen, Lustlosigkeit, Motivation
Aromamischungen in diesem Buch	<ul><li>Andante (K); Sommerwiese (K)</li><li>Bella Vista (D); La Dolce Vita (D); Route „55" (D); Wenn's draußen schneit (D)</li><li>Felsendohle (D, K)</li><li>Hesperiden Traum (NP)</li><li>Morgenfrische (DL)</li><li>Que sera (D, K, NP)</li><li>Peeling entschlackend</li></ul>

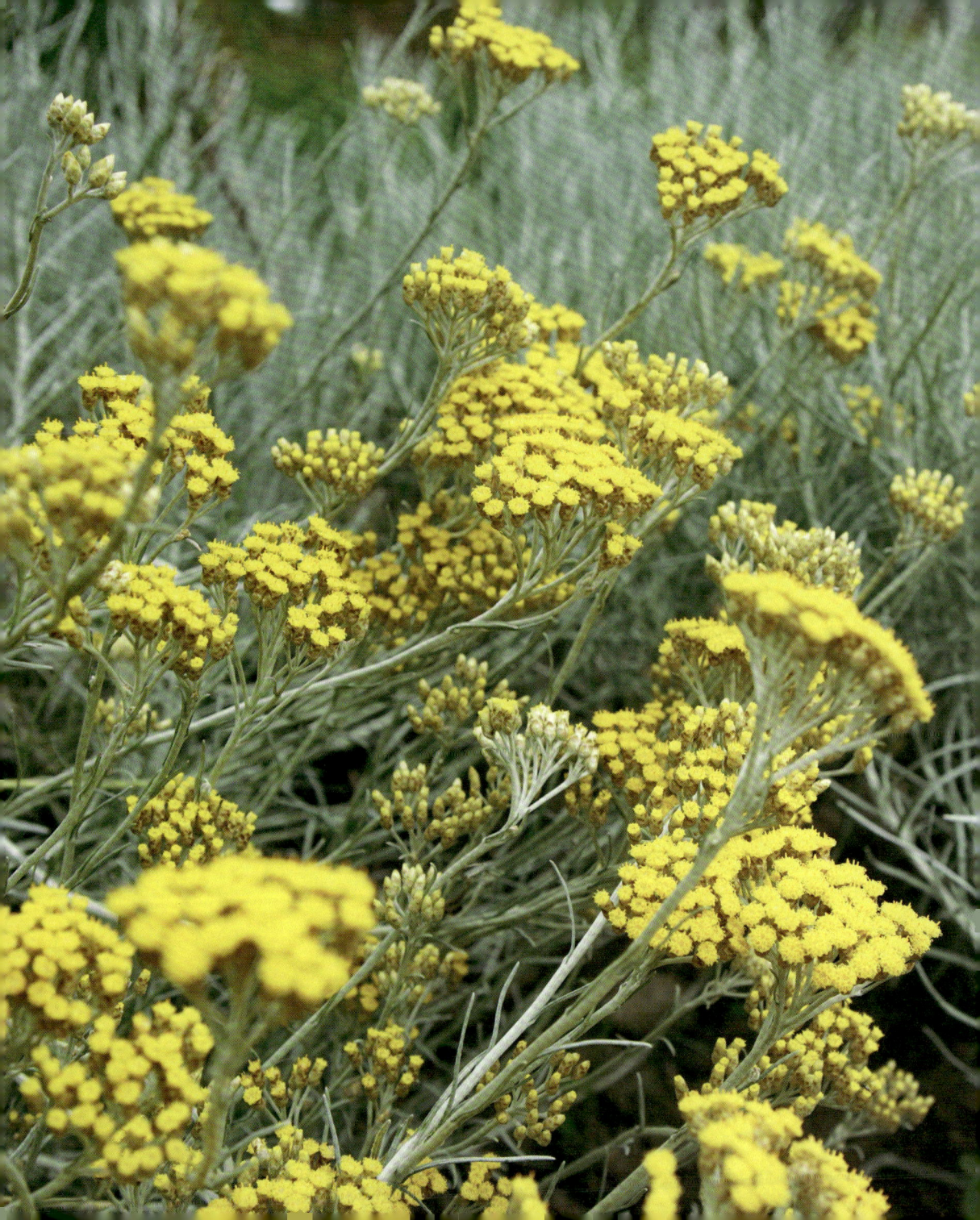

◆ Immortelle – Sonnengold vom Mittelmeer

Immortelle ist kein Nasenschmeichleröl für die Duftlampe. Konzentriert riecht es stark nach Suppenwürze. Ich beschreibe es hier trotzdem, weil es für mich ein besonderes Öl ist, das neben seinem starken Effekt auf das seelische Befinden ganz hervorragende Wirkungen bei Verletzungen und Blutergüssen zeigt. Der lateinische Name „Helichrysum" kommt aus dem Griechischen von „helios" = Sonne und „chrysos" = Gold. So sieht es auch aus, wenn sich im Sommer die karstigen Küstengebiete im Mittelmeerraum mit den goldgelben kugeligen Blütenbüschen überziehen. Ihnen entströmt dann besonders in der Mittagshitze ein warm-würziger, typischer und dennoch unbeschreiblicher Duft. Zerreibt man jedoch die kleinen Blätter zwischen den Fingern, riecht es nach Curry. Weil ihre Blüten selbst in getrocknetem Zustand noch Form und Farbe behalten, ist diese Pflanze eine beliebte Beigabe in Trockenblumensträußen. Dies verschafft ihr auch die Namen Immortelle (Unsterbliche) oder etwas profaner Strohblume bzw. Currykraut.

Beim ersten Hinriechen spricht uns der Immortellenduft sicher nicht an, aber wenn wir uns schon mehr mit der Welt der ätherischen Öle vertraut gemacht haben, können wir besser mit diesem Öl umgehen.

Immortelle ist aufgrund seiner starken psychischen Wirkung kein Anfängeröl. Zuviel davon kann schnell die Stimmung dämpfen, doch das Öl ist kostspielig, sodass man gar nicht so leicht in Versuchung kommt, zu viel zu nehmen. Ich selber arbeite mit einer 10 %igen Jojobawachsverdünnung.

Das Besondere an Immortellenöl sind seine vielschichtigen Effekte auf körperlicher und geistig-seelischer Ebene. Es hat sich in der Wundbehandlung bewährt, indem es antiseptisch und blutstillend wirkt, sowie die Zellregeneration und Narbenbildung fördert. In der Literatur sind Mischungen aus Immortelle, Cistrose und Lavendel zur Behandlung von Hauterkrankungen beschrieben. Zusammen mit Lavendel, Manuka und Teebaum hat Immortelle auch Eingang in medizinische Wundreinigungsrezepturen gefunden (vgl. Stadelmann 2015). Immer wieder erstaunliche Ergebnisse erzielt man in der Behandlung von Hämatomen, die nach Ölkompressenauflagen mit Immortelle in fettem Öl deutlich schneller verblassen und abschwellen. Ich verwende hierzu gerne das Immortelle Akutspray in Kombination mit dem Ysop Immortellenöl, zwei Original

Stadelmann Aromamischungen aus der Bahnhof-Apotheke Kempten. Nach so mancher anstrengenden Bergtour hat mir außerdem das Einsprühen mit Immortelle Akutspray die beanspruchten Knie über Nacht abschwellen lassen.

Auf seelischer Ebene hilft Immortelle, uns wieder mit Mutter Erde zu verbinden. Das ist sehr wohltuend und oftmals bitter notwendig für unsere verkopfte Gesellschaft, die es verlernt hat, innezuhalten und die sich mit stressbedingter oberflächlicher Atmung immer weiter von der Natur entfernt. Dieses Öl schafft mit seinem würzigen, leicht erdigen Duft und seinen sonnengelben Blüten die Verbindung von lebensspendender Sonnenwärme und kraftspendender Erde und vermittelt so ein Gefühl des Eingebundenseins in das große Ganze. Hierfür genügen schon wenige Tropfen einer 10 %igen Jojobawachsverdünnung in einer Mischung. Wenn wir diese Mischung z. B. mit leichten spiralförmigen Bewegungen auf dem Solarplexus, unserem Sonnengeflecht, einreiben, kann sich unsere Atmung vertiefen und bis in den Bauchraum absinken.

Botanischer Name / Familie	*Helichrysum italicum* / Asteraceae (Korbblütler)
Herkunft	Mittelmeerraum, besonders Korsika, Kroatien, Italien
Verwendete Pflanzenteile	Frische Blütenstände
Gewinnung	Wasserdampfdestillation
Wichtige Inhaltsstoffe	Ester, Sesquiterpenketone und weitere
Duftbeschreibung	Warm-würzig, Geruch von mediterraner Macchia
Wirkungen körperlich	Entzündungshemmend, antiseptisch, abschwellend, wundheilungsfördernd, hämolysierend (= blutergussauflösend, bestimmte seltene Inhaltsstoffe sind hierfür verantwortlich)
Wirkungen psychisch	Erdend, ausgleichend, resilienzfördernd (die psychische Widerstandsfähigkeit stärkend)
Anwendungsmöglichkeiten	Hämatome, Schwellungen, Verletzungen, Hauterkrankungen; bei Kopflastigkeit, geistig-seelischer Entwurzelung, schwierigen Lebenssituationen
Aromamischungen in diesem Buch	▪ Andante (K); Licht des Südens (K) ▪ Sonnenlaube (K, NP) ▪ Apsyrtides (NP)

🌱 Iris – Himmlischer Zauber

Die Iris oder Schwertlilie hat ihren Namen durch ihre Farbenvielfalt von der griechischen Regenbogengöttin erhalten – ebenso wie die Iris in unserem Auge, also die Regenbogenhaut. Der Name Schwertlilie bezieht sich auf ihre großen schwertförmigen Blätter. Ich erinnere mich an einen Frühlingsspaziergang mit meinen Eltern im Murnauer Moos, wo uns zahllose Schwertlilien mit ihrer Blütenpracht erfreuten.

Die Veilchenwurzeln, die zahnende Kinder zum Beißen bekommen, sind in Wahrheit Iriswurzeln. Das ist schon ein Hinweis auf den zartpudrigen veilchenartigen Duft des äußerst kostbaren Irisöls, das auch in der Parfümerie sehr geschätzt wird.

Irisöl ist wahrscheinlich das teuerste ätherische Öl. Das liegt an seiner extrem schwierigen und langwierigen Gewinnung. Die geschälten Wurzeln werden getrocknet und ca. drei Jahre gelagert, bevor sie mit Wasserdampf destilliert werden. Daraus entsteht ein halbfestes ätherisches Öl, die so genannte „Irisbutter". Erst durch weitere Verarbeitungsschritte erhält man das reine ätherische Öl. Diese Kunst spiegelt sich im Preis wider. Doch keine Angst, Sie müssen kein Vermögen ausgeben. Irisöl entfaltet seinen einzigartigen Duft ohnehin erst in hoher Verdünnung. Es reicht also völlig aus, sich eine 1 %ige Jojobawachsverdünnung zu besorgen. Ich hatte das Glück, einmal von einem Destillateur eine 1 %ige alkoholische Verdünnung geschenkt zu bekommen, von der ich für Mischungen stets nur sehr wenige Tropfen benötige.

Der Iriswurzelstock selber, nicht das ätherische Öl, wird traditionell als auswurfförderndes Mittel bei Erkältungskrankheiten verwendet.

> **Wichtiger Hinweis**
> Bei Verwendung als Beißwurzel für zahnende Kinder ist die Verkeimungsgefahr der speichelfeuchten Wurzel und das damit verbundene Infektionsrisiko zu bedenken.

Zum Irisöl gibt es bisher zwar keine wissenschaftlichen Erkenntnisse, aber meine Intuition beschreibt es als einen Duft, der uns sicher und beschützt durch die Wogen des Lebens trägt. Wenn Sie sich ein Mutmacher- oder Schutzparfüm

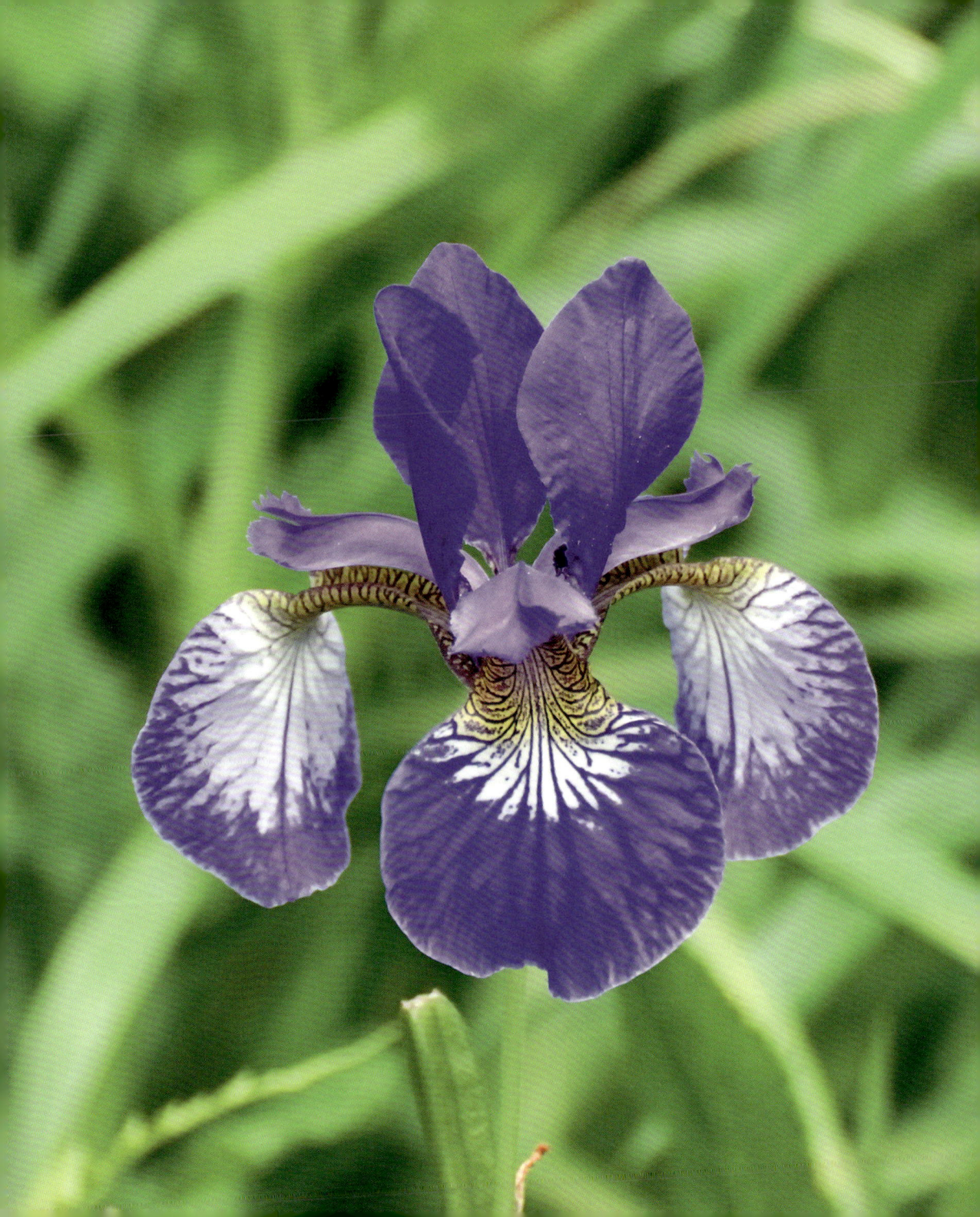

mischen, geben Sie doch zu den Blüten- und Fruchtessenzen wenige Tropfen Iris 1 % dazu.

Botanischer Name / Familie	*Iris germanica* / Iridaceae (Schwertliliengewächse), arzneiliche Verwendung auch: Florentiner Schwertlilie *(Iris germanica var. Florentina Dykes)* und Blasse Schwertlilie *(Iris pallida)*
Herkunft	Europa bis Ural, Mitteleuropa eher selten, Zierpflanze in Gärten, häufig in Mittelmeerländern
Verwendete Pflanzenteile	Geschälte, getrocknete, drei Jahre gelagerte Wurzelstöcke (= Rhizome)
Gewinnung	Wasserdampfdestillation, man erhält die halbfeste „Irisbutter", die noch weiterverarbeitet wird
Wichtige Inhaltsstoffe	Iron (geruchsbestimmend), gehört zu den Sesquiterpenketonen
Duftbeschreibung	Veilchenartig, zart pudrig
Wirkungen körperlich	Schleimlösend (volksmedizinisch)
Wirkungen psychisch	Ausgleichend, schützend
Anwendungsmöglichkeiten	Wohlfühlmischungen, Parfümerie, Sterbebegleitung
Aromamischungen in diesem Buch	<ul><li>Ananda (K, NP)</li><li>Duftöl für K (DL); Duftöl für M (DL)</li><li>Mondfee (K)</li><li>So Sein (D, K)</li></ul>

🌿 Jasmin – Betörende Sinnlichkeit

Die weißen Blüten von Jasmin verströmen einen zauberhaften Duft, der unsere tiefsten Gefühle berührt, vielleicht sogar verborgene Sehnsüchte auftauchen lässt. Niemand kann sich ihm entziehen. Es ist ein sehr weiblicher Duft, der aber auch Männer nicht kalt lässt. Mit Jasmin können wir uns diesem Leben voller (Selbst-) Vertrauen hingeben. Für mich hat der Duft etwas von einem „Sommernachtstraum", ja, die Inder nannten ihn sogar ganz poetisch „Mondlicht im Hain".

Allerdings ist Jasmin ein sehr intensiver Duft, der in konzentrierter Form unangenehm riecht. Seine betörende blumige Note entfaltet er erst in äußerst niedriger Dosierung. Ich verwende für meine Mischungen eine 4 %ige Verdünnung in Weingeist. Es gibt auch eine 10 %ige Verdünnung in Jojobawachs. Da der Unterschied erfahrungsgemäß gering ist, gilt für beide Verdünnungen die gleiche Tropfenzahl. Probieren Sie selbst, welche Verdünnung Ihnen mehr zusagt.

Früher wurde das kostbare Jasminöl im Enfleurage-Verfahren gewonnen (siehe Kapitel: „Gewinnung von ätherischen Ölen"). Heute extrahiert man die empfindlichen Blüten mit einem Lösungsmittel, das anschließend wieder entfernt wird, und erhält damit ein so genanntes Absolue.

Jasminöl wirkt sehr entspannend. Es beeinflusst die Hirnanhangdrüse, eine Art „Schaltstelle" zur Regulation des Hormonsystems im Körper. Somit eignet sich Jasmin bei niedergeschlagener oder ängstlicher Stimmung und damit verbundenen Schlafproblemen.

Botanischer Name / Familie	*Jasminum grandiflorum* / Oleaceae (Ölbaumgewächse)
Herkunft	Südlicher Mittelmeerraum, Naher Osten, Marokko, Ägypten, Schwarzmeergebiet, Indien
Verwendete Pflanzenteile	Frische Blüten
Gewinnung	Extraktion mit Lösungsmittel, früher: Enfleurage
Wichtige Inhaltsstoffe	Aromatische Ester, aromatische Alkohole, Monoterpenole
Duftbeschreibung	Betörend, blumig, schwer, süß
Wirkungen körperlich	Krampflösend, hormonregulierend
Wirkungen psychisch	Stimmungsaufhellend, sehr entspannend, angstlösend, harmonisierend
Anwendungsmöglichkeiten	In Situationen, in denen es darum geht, sich ohne Angst und vertrauensvoll auf ein Geschehen einzulassen, z. B. Geburtsvorbereitung, vor operativen Eingriffen; depressive Verstimmungen und Schlafstörungen
Spannendes aus der Forschung	In einer Studie aus Thailand (2010) beobachtete man einen stimmungsaufhellenden und stimulierenden Effekt bei der Hautanwendung.
Aromamischungen in diesem Buch	- Andante (K); Mondfee (K); Sommerwiese (K); Licht des Südens (K) - Hesperiden Traum (NP) - Blütenzauber (B)

✳ 🌿 Kardamom – Würzige Wärme

Kardamom ist bei uns eher als Gewürz bekannt. In der ayurvedischen Medizin verwendet man Kardamom zur Anregung von Agni, dem Lebensfeuer. Die Wirkung beruht auf dem ätherischen Öl. Für mich bringt es einfach die Würze in so manche Aromamischung. Dabei ist Kardamom äußerst gut hautverträglich.

Aufgrund seiner schleimlösenden Eigenschaften eignet sich Kardamom für Erkältungsmischungen. Zusätzlich wirkt er aber auch krampflösend auf die Verdauungsorgane und ist damit hilfreich in einer Bauchmassage, die immer im Uhrzeigersinn durchgeführt werden sollte.

Probieren Sie nach einem Winterspaziergang in klirrender Kälte mal einen heißen Kakao mit einem Hauch gemahlener Kardamomkapsel und Vanilleschote. Das schmeckt köstlich und wärmt wunderbar. Sie können sich auch sehr leicht eigenen Kardamomzucker herstellen aus sehr wenig (!) gemahlenem Kardamom und Zucker, das Ganze in einem Mörser gut verrieben und in einem Glas mit Schraubdeckel aufbewahrt. Grob gemahlenen Kardamom kann man sehr gut einem Honigpeeling für die Sauna als „Peeling"-Körnchen zugeben – und gewinnt dabei gleich einen würzigen Duft. Eine Alternative sind grob gemahlene Koriandersamen (s. u.).

Sehr gut vorstellen kann ich mir das ätherische Öl auch in einem Männerduft. Da können Sie gerne selber kreativ werden, ich habe nämlich bisher keinen entwickelt. Bevor Sie anfangen zu mischen, lesen Sie aber erst das Kapitel „Tipps und Anleitung zum Selbermischen" am Ende der Steckbriefe, denn es gibt ein paar entscheidende Dinge zu beachten, damit ein harmonischer runder Duft entsteht.

Botanischer Name / Familie	*Elettaria cardamomum* / Zingiberaceae (Ingwergewächse)
Herkunft	Indien, Guatemala, Java, Sri Lanka
Verwendete Pflanzenteile	Samen
Gewinnung	Wasserdampfdestillation
Wichtige Inhaltsstoffe	Oxide, Ester
Duftbeschreibung	Frisch-würzig, dem Ingwer leicht ähnlich
Wirkungen körperlich	Desinfizierend, schleimlösend, entzündungshemmend, krampflösend, verdauungsfördernd
Wirkungen psychisch	Belebend, kräftigend, ausgleichend
Anwendungsmöglichkeiten	Belebende wärmende Wohlfühlmischungen, Sauna, begleitend bei Atemwegsbeschwerden
Aromamischungen in diesem Buch	▪ Sommerwiese (K) ▪ Sauna-Honigpeeling ▪ Leberwickelöl (G) ▪ Zauberwald (DL) → auch für Sauna

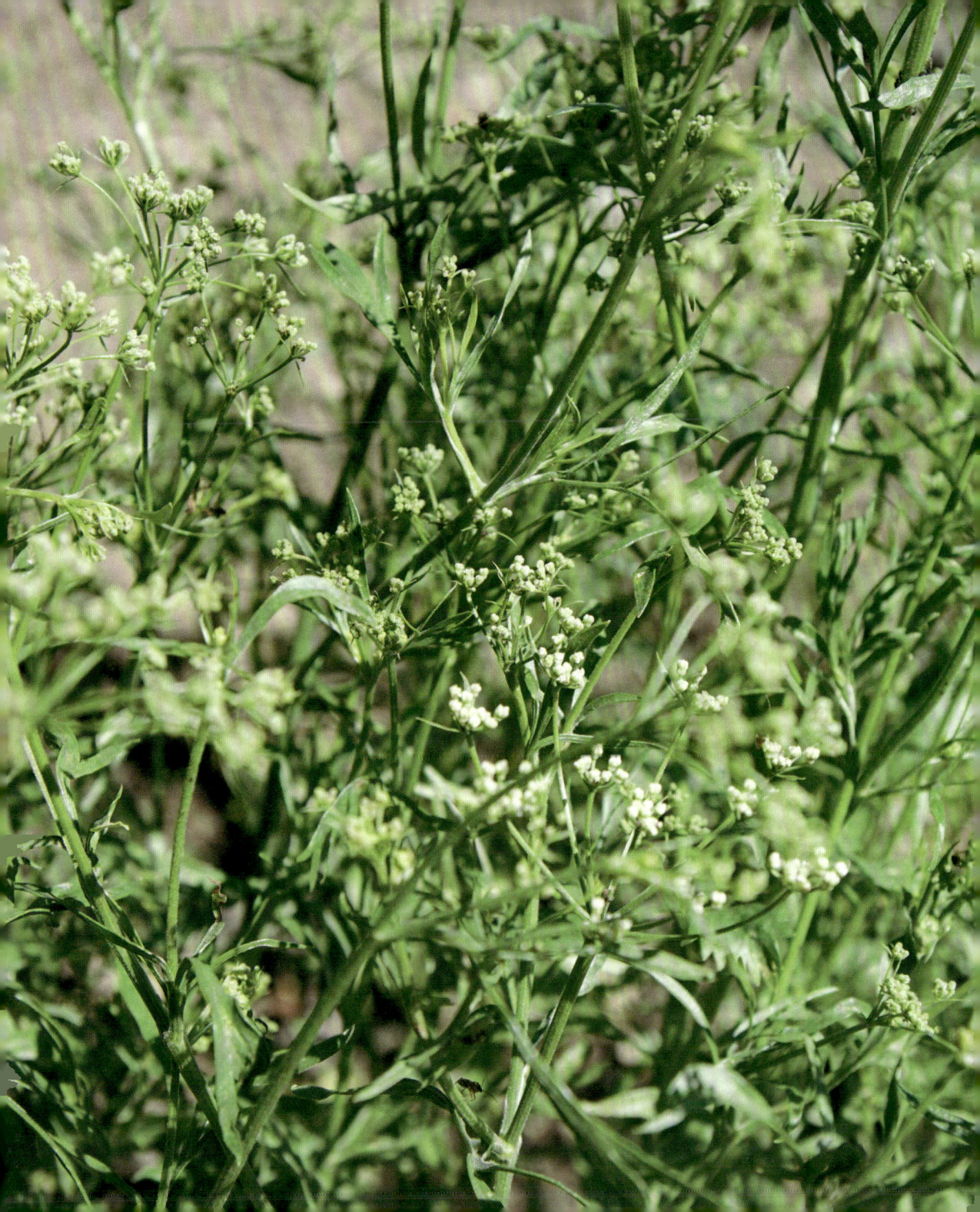

◆ ♣ Koriandersamen – Kraftvolle Ruhe

Der Koriander hat gar keinen schönen Beinamen – Wanzenkraut. Nach dem Sekret der Wanzen riecht das ätherische Öl aus den Samen aber nur in konzentrierter Form. In höherer Verdünnung entfaltet sich ein würziges, leicht pfeffriges, aber dennoch sehr weiches Aroma. Während die asiatische Küche vor allem das völlig anders riechende Korianderkraut verwendet, ist Koriandersamen ein Bestandteil von Curry und bei uns ein beliebtes Brotgewürz.

Koriander wirkt sehr blähungswidrig und verdauungsfördernd – daher rührt wohl seine Beliebtheit als Gewürz. Ausschlaggebend für die Wirkung ist das ätherische Öl. Zudem wird Koriandersamenöl als stark antimikrobiell beschrieben. Es passt daher wunderbar in einen entkrampfenden Bauchwickel oder eine Einreibung für empfindliche Haut, die zum Wundreiben neigt.

In der Duftlampe harmoniert es gut mit weihnachtlichen Düften wie Zimt, Nelke, Anis, Orange, Vanille. Es verleiht Körperölen und Naturparfüms einen leicht exotischen Hauch.

Botanischer Name / Familie	*Coriandrum sativum* / Apiaceae (Doldengewächse)
Herkunft	Frankreich, Mittelmeergebiet, Russland
Verwendete Pflanzenteile	Reife, getrocknete Früchte (Samen)
Gewinnung	Wasserdampfdestillation der zerquetschten Früchte
Wichtige Inhaltsstoffe	Monoterpenole, Monoterpene
Duftbeschreibung	Würzig bis pfeffrig
Wirkungen körperlich	Verdauungsfördernd, entblähend, antimikrobiell, entzündungshemmend
Wirkungen psychisch	Kräftigend, ausgleichend
Anwendungsmöglichkeiten	Baucheinreibungen/Wickel bei Blähungen, Hauteinreibungen zur Vorbeugung von Wundreiben, in winterlichen Mischungen für die Duftlampe
Aromamischungen in diesem Buch	▪ Kaminstunde (DL) ▪ Mondfee (K) ▪ Sauna-Honigpeeling ▪ Malavako Handcreme

✳ 🌳 Latschenkiefer – Unverwüstliche Stärke und Ausdauer

Die Latschenkiefer oder Legföhre ist allen bekannt, die schon einmal im Hochgebirge waren. Dort bedeckt sie oberhalb der Waldgrenze ganze Berghänge. Sie zählt zu den Krummhölzern, weil sie sich mit ihren Zweigen krumm und knorrig an den Boden schmiegt. Damit trotzt sie Wind und Wetter und schützt das Gelände vor Erosion. Vielen Tierarten bietet sie in der unwirtlichen Hochgebirgsregion Schutz und Zuflucht. Es macht ihr nichts aus, dass sie im Winter komplett eingeschneit wird.

Wenn man sich dagegen an einem heißen Sommertag mittags zwischen Latschenbüschen aufhält, strömt einem der frische und dennoch etwas harzig-würzige Duft ihres ätherischen Öls in die Nase. Die Latschenkiefer steht unter Naturschutz und darf zur Ölgewinnung nur begrenzt gesammelt werden. Es mutet seltsam an, dass weitaus weniger Öl hergestellt werden kann, als in den vielen Bädern, Duft- und Einreibemitteln enthalten ist. Demnach wird wohl oftmals das wertvolle naturreine Öl verfälscht und gestreckt. Achten Sie also hier besonders auf die Kennzeichnung des Produktes und kaufen Sie nur bei namhaften seriösen Händlern.

Nach Operationen ist eine Rückeneinreibung mit Franzbrandwein besonders wohltuend. Das enthaltene Latschenkiefernöl regt Kreislauf und Durchblutung an und wirkt ganzheitlich stärkend und aufrichtend. Eine weitere Domäne von Latschenkiefernöl sind seine schleimlösenden, antiseptischen, entzündungshemmenden und schmerzstillenden Eigenschaften. Deshalb finden wir es in vielen Einreibungen bei Beschwerden des rheumatischen Formenkreises, sowie in Inhalationsmitteln bei Erkältung. Es mischt sich hervorragend mit allen anderen Nadelholzölen und Zitrusdüften oder Lavendel.

Nicht als ätherisches Öl, sondern als grob gemahlene Samen verleiht es einem Sauna-Honigpeeling einerseits den gewünschten „Peeling"-Effekt, andererseits eine interessante Duftnote.

Botanischer Name / Familie	*Pinus mugo (syn. Pinus pumilionis)* / Pinaceae (Kieferngewächse)
Herkunft	Alpenregion
Verwendete Pflanzenteile	Frische Nadeln, Zweigspitzen
Gewinnung	Wasserdampfdestillation
Wichtige Inhaltsstoffe	Monoterpene, Ester, Sesquiterpene
Duftbeschreibung	Frisch-würzig, harzig
Wirkungen körperlich	Entzündungshemmend, schmerzstillend, kreislaufanregend, durchblutungsfördernd, antiseptisch
Wirkungen psychisch	Stärkt die Widerstandsfähigkeit und das Durchhaltevermögen, schafft einen seelischen „Schutzschild"
Anwendungsmöglichkeiten	Inhalation, Massageöle, Muskel- und Gelenkeinreibungen, Sauna, Duftlampe
Aromamischungen in diesem Buch	▪ Zauberwald (DL); Waldweihnacht (DL ▪ Felsendohle (D, K) ▪ Muskel- und Nervenöl (M)

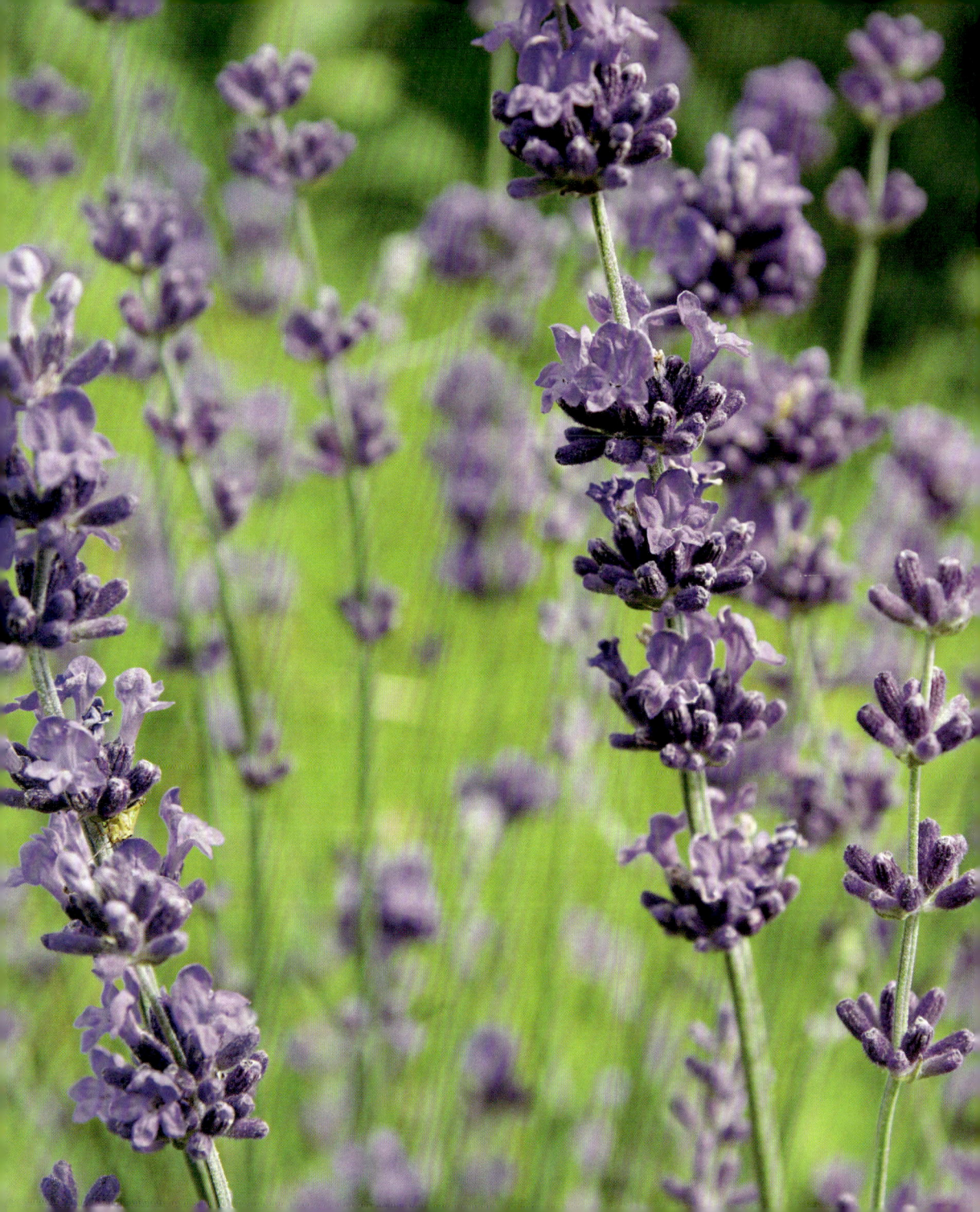

🌿 Lavendel – Wie ein klarer, ruhiger See

Was ist nicht schon alles geschrieben worden über den Lavendel, das wohl bekannteste ätherische Öl. Auch Sie, liebe Leserin, lieber Leser, haben sicher schon einiges darüber gelesen. Ganze Bücher sind dieser Pflanze, diesem Duft gewidmet. Was ist das Besondere an diesem Öl?

Schon das mehr oder weniger intensive Violett der Blüten ruft ein Empfinden von Weite und Gelassenheit beim Betrachten der Felder hervor. Dabei werden die Lavendelblüten in sengender Mittagshitze geerntet, wenn sie die meiste Sonnenenergie aufnehmen.

Insofern vereint Lavendelöl Gegensätze und gleicht aus; es ist in der Lage anzuregen, aber auch zu entspannen, je nachdem, was ansteht. Es greift regulierend in den Stoffwechsel der Gehirnbotenstoffe ein. Das ist wissenschaftlich nachgewiesen. Wir können mit Lavendelduft oder z. B. einer Lavendel-Fußeinreibung besser einschlafen, weil unser Gedankenkarussell zur Ruhe kommt. Es ist aber genauso gut möglich, mit Lavendel konzentriert und mit klarem Geist eine Prüfung zu bestehen.

Lavendelöl hat eine große Vielfalt an unterschiedlichen Inhaltsstoffen, es mischt sich gut mit nahezu allen anderen ätherischen Ölen, ja kann sogar oftmals eine nicht ganz ausgewogene Mischung „rund" machen.

Die Liste seiner möglichen Anwendungsgebiete ist lang, sowohl auf der seelischen als auch auf der körperlichen Ebene. Besonders seine hervorragenden wundheilungsfördernden und zellregenerierenden Wirkungen an der Haut, verbunden mit schmerzlindernden und antiseptischen Eigenschaften prädestinieren es für den Einsatz bei Verbrennungen und Verletzungen zur Wund- und Narbenpflege.

Und Lavendelöl hat natürlich etwas „Historisches". Wie schon in den einleitenden Kapiteln beschrieben, wurde mit Lavendel die neuzeitliche Aromatherapie begründet. Der Name Lavendel leitet sich von lateinisch „lavare" = waschen, baden, reinigen ab. Unsere Großmütter liebten Duftwässer mit Lavendel und verwendeten diese oftmals überreichlich. Daher haben wir beim Geruch des ätherischen Öls sowohl positive als auch etwas „verstaubte" Assoziationen.

Doch Lavendel ist ein zeitloser Alleskönner, der in jede Epoche passt. Gerade erlebt er eine regelrechte Renaissance. Deshalb ist es wichtig, bei der starken Nachfrage auf eine gute Qualität zu achten. Denn steigender Bedarf und Absatz wecken Begehrlichkeiten. Nur der echte Lavendel oder der wilde Berglavendel aus Wildsammlungen in höheren Lagen zeigen die einzigartige Fülle an Inhaltsstoffen, aus denen sich sein breites Wirkungsspektrum ableitet. Leider wird Lavendel oft gefälscht oder gestreckt.

Weit verbreitet hat sich unter dem Preisdruck das Klonen von Lavendel, also die Stecklingsvermehrung. Dazu werden besonders robuste und ertragreiche Stecklinge ausgewählt. Hierbei geht jedoch die Vielfalt verloren, denn eine Pflanze ist genau wie die andere – ein ganzes Feld genetisch identischer Lavendelpflanzen. Ebenso verhält es sich mit dem Duft: Die Gesamtkomposition des ätherischen Öls, das sich aus den feinen unterschiedlichen Nuancen der aus Samen gezogenen Pflanzen zusammenfügt, fällt hier monoton aus. Aus dieser Situation heraus hat sich ein besonderes europäisches Gütesiegel für Lavendel entwickelt: AOP (Appellation d´Origine Protegée) analog zum französischen AOC (Appellation d´Origine Controlée). Es handelt sich um eine geschützte Herkunftsbezeichnung, die neben anderen hohen Qualitätsanforderungen eine Aufzucht aus Samen garantiert.

Weil es wichtig ist, möchte ich erwähnen, dass Sie in Gärtnereien neben dem echten Lavendel auch den Schopflavendel erhalten, dessen Heimat mediterrane Länder sind, der aber ein ganz anderes Inhaltsstoffspektrum und einen ganz anderen Duft aufweist. Sie sollten die verschiedenen Lavendelsorten nicht untereinander austauschen, denn sowohl der Schopf- als auch der Speiklavendel enthalten Inhaltsstoffe, die bei unsachgemäßer Anwendung gesundheitliche Schäden verursachen können.

Ebenso weist Lavandin, eine unfruchtbare Kreuzung (Hybride) aus bestimmten Lavendelsorten, ein deutlich schmaleres Inhaltsstoffspektrum mit anderen Eigenschaften auf. Die riesigen kräftig lila blühenden „Lavendelfelder", die Sie in der Provence sehen, sind in Wahrheit oftmals Lavandinfelder. Dieser bringt wesentlich höhere Erträge als Lavendel, wird häufig konventionell angebaut, das heißt unter Einsatz von chemischen Dünge- und Schädlingsbekämpfungsmitteln, und ist natürlich dadurch viel billiger. Im Putzwasser können Sie ihn jedoch problemlos verwenden. Alle gesundheitlichen Anwendungen seien Experten vorbehalten, die Qualität und Einsatz von Lavandin genau beurteilen können. Lavandin enthält Kampfer, was bei unsachgemäßem Einsatz zu schädlichen Auswirkungen führen kann.

Steckbriefe ätherischer Öle

Botanischer Name / Familie	*Lavandula angustifolia* / Lamiaceae (Lippenblütengewächse)
Herkunft	Frankreich, Balkan, Mittelmeerraum
Verwendete Pflanzenteile	Frisch geerntete Blütenstände
Gewinnung	Wasserdampfdestillation
Wichtige Inhaltsstoffe	Ester, Monoterpenole, Monoterpene, Sesquiterpene und viele weitere in Spuren
Duftbeschreibung	Balsamisch-fein, intensiv duftend, leicht holzig
Wirkungen körperlich	Antimikrobiell, entzündungshemmend, zellregenerierend, wundheilungsfördernd, schmerzlindernd
Wirkungen psychisch	Ausgleichend, klärend, angstlösend
Anwendungsmöglichkeiten	(Verbrennungs-)wunden, Sonnenbrand, Narbenpflege, Haut- und Nervenentzündungen, Insektenabwehr, Schmerzeinreibungen, depressive Verstimmungen, Ängste, Stress, Burnout, geistige Überlastung
Spannendes aus der Forschung	Lavendel ist eines der am besten wissenschaftlich untersuchten Öle. In etlichen Studien wurde die beruhigende, angst- und stresslösende Wirkung nachgewiesen.
Aromamischungen in diesem Buch	<ul><li>Gelenköl (M); Muskel- und Nervenöl (M); Samtpfötchen (M)</li><li>Stress lass' nach (D)</li><li>Apsyrtides (NP); Hesperiden Traum (NP)</li><li>Zauberwald (DL)</li><li>Après Soleil (K); Licht des Südens (K)</li><li>Ananda (K, NP)</li><li>Felsendohle (D, K); So Sein (D, K)</li><li>Malavako Handcreme; Maleneva Handcreme</li></ul>

✵ Lemongrass – Anregende Frische

Dem Fläschchen mit Lemongrassöl entströmt ein intensiver zitroniger, aber auch grasiger Duft, der augenblicklich in den Kopf steigt. Es ist in zwei Varietäten auf dem Markt, das ostindische eigentliche Lemongrass, und das westindische Zitronengras. Beide sind sehr ähnlich in Zusammensetzung und Eigenschaften. Die Hauptinhaltsstoffe sind Monoterpenaldehyde, vor allem Citral. Dies sind chemisch sehr reaktionsfreudige Stoffe, weshalb Lemongrass in Hautanwendungen sparsam dosiert werden sollte. Sie werden es selbst feststellen: Lemongrass ist so ein duftintensives Öl, dass Sie automatisch weniger verwenden.

> Generell gilt: Ob anregend oder beruhigend – im Sinne von ruhevoller Aufmerksamkeit –, ist eine Frage der Dosierung. In moderater Konzentration (0,5–1 %ig) überwiegt die belebende anregende Wirkung, in niedrigerer Konzentration die beruhigende Klarheit, und bei hoher Dosierung kann es zu nervöser Reizbarkeit und Kopfschmerzen kommen.

Sehr gut kann ich mir Lemongrass in einem morgendlichen Duschgel vorstellen, um aktiv und beschwingt in den Tag zu starten. Es harmoniert ausgezeichnet mit allen Zitrusnoten und wird bestimmt recht gut „geerdet" durch Zeder oder Zypresse. Eine stärkende Duftmischung, z. B. nach einer Erkrankung zur Rekonvaleszenz, können Sie mit Lemongrass und Angelikawurzel erstellen. Überraschende Ergebnisse erzielen Kombinationen mit Pfefferminze (frisch) oder Ingwer (würzig). Hier ist Ihre Phantasie gefragt, denn ich bin erst recht spät auf Lemongrass gestoßen, sodass es noch in keiner meiner Rezepturen vertreten ist. Jetzt beim Schreiben merke ich, dass es da wohl Nachholbedarf gibt!

Die Kosmetikindustrie verwendet reichlich von dem preiswerten Öl, probieren Sie mal eine fair gehandelte Lemongrass-Seife. Damit unterstützen Sie gleichzeitig z. B. Anbauprojekte von Kleinbauern in Bhutan und helfen mit, deren Existenz zu sichern.

Nicht vergessen will ich natürlich die insektenvertreibende Wirkung von Lemongrass. Sei es in der Duftlampe oder Duftkerze, einem Vernebler oder als

Raumspray verteilt: Die lästigen sommerlichen Plagegeister ziehen sich zurück, denn sie mögen den Geruch gar nicht.

Botanischer Name / Familie	Ostindisch: *Cymbopogon flexuosus* / Poaceae (Süßgräser) Westindisch: *Cymbopogon citratus* / Poaceae (Süßgräser)
Herkunft	Bhutan, Nepal, Indien, Südostasien, China, Madagaskar
Verwendete Pflanzenteile	Frisches Gras
Gewinnung	Wasserdampfdestillation
Wichtige Inhaltsstoffe	Monoterpenaldehyde, Monoterpene, Sesquiterpenole, Monoterpenole
Duftbeschreibung	Zitronig frisch, grasig, herb
Wirkungen körperlich	Insektenabweisend, antiseptisch, immunstärkend, aktivierend
Wirkungen psychisch	Belebend, konzentrationsfördernd, klärend
Anwendungsmöglichkeiten	Insektenabwehr, Erschöpfungszustände, zur Konzentrationsverbesserung

✳ Limette – Sprudelnd frische Sommerlaune

Limette, die grüne exotische Schwester der Zitrone, hat südamerikanisches Temperament. Brasilianischer Caipirinha oder „Hugo" sind erfrischende Limetten-Cocktails für laue Sommerabende. Mit dem Duft aus dieser Schalenpressung (auf kbA achten) zaubern Sie beschwingte Leichtigkeit in die Stimmung. Das wirkt an grauen nasskalten Novembertagen wie ein bunter Farbanstrich.

Limettenöl soll einen durchblutungsfördernden, stoffwechselanregenden Effekt haben. Ich finde, diese vitalisierende Wirkung passt hervorragend zu seiner Lebendigkeit. Ich kann mich noch sehr gut an die anstrengende lange Bergtour bei heißestem Sommerwetter erinnern, als ich meinem Bruder das Limettenwasser aus meiner Trinkflasche angeboten habe. Er war ganz überrascht von dem prickelnden Geschmack und bat mich, es ihm am nächsten Tag auch für seine Rucksackflasche zu mischen. Und das geht ganz einfach: ein bis zwei Tropfen auf einen Liter frisches Quellwasser in der Flasche verschütteln. Der Vorteil: So ein kleines Fläschchen mit Limettenöl wiegt fast nichts und nimmt keinen Platz im Rucksack weg. Außerdem schmeckt das Wasser gegen Ende der Tour immer noch relativ frisch, selbst wenn es schon den ganzen Tag im Rucksack herumgetragen und warm geworden ist.

Ich persönlich liebe Limette in einem erfrischenden Duschgel und in meinem Gesichtsöl, das ich schon seit Jahren selber mische und anwende. Obwohl Limettenöl wie alle Agrumenöle (Schalenpressungen von Zitrusfrüchten) Furocumarine enthält, die die Lichtempfindlichkeit der Haut erhöhen, habe ich mit meiner Rezeptur und in der niedrigen Dosierung noch nie schlechte Erfahrungen in dieser Hinsicht gemacht. Vielleicht liegt das auch am Zusammenwirken aller Inhaltsstoffe in der Mischung. Es ist wohl wie immer eine Frage der Dosierung.

Botanischer Name / Familie	*Citrus aurantifolia /* Rutaceae (Rautengewächse)
Herkunft	Mexiko, Brasilien, Mittelamerika
Verwendete Pflanzenteile	Ganze Früchte oder Fruchtschalen
Gewinnung	Schalenpressung, Wasserdampfdestillation
Wichtige Inhaltsstoffe	Monoterpene, Sesquiterpene, Monoterpenaldehyde
Duftbeschreibung	Exotisch, frisch, spritzig, mit grüner Note
Wirkungen körperlich	Antiseptisch, luftreinigend, durchblutungsfördernd
Wirkungen psychisch	Belebend, aktivierend, stimmungsaufhellend
Anwendungsmöglichkeiten	Antriebsarmut, depressive Verstimmungen, Schwächezustände
Aromamischungen in diesem Buch	<ul><li>Gesichtsöl</li><li>Après Soleil (K)</li><li>La Dolce Vita (D); Route „55" (D)</li><li>Felsendohle (D, K)</li><li>Haarpflegewachs</li></ul>

Linaloeholz – Sanfte Wellenschaukel

Den Duft von Linaloeholz mochte ich von Anbeginn meiner „Aroma-Karriere" an. Er hat etwas sanft Schwingendes wie langgezogene Wellen im Mondlicht. Das tut der Seele einfach gut, besonders wenn sie wund und verletzt ist. Heilsam auf der Gefühlsebene ist hier für mich die passende Beschreibung. Und dabei entspannt sich auch die vor Sorgen verkrampfte Muskulatur, was wieder einmal gut zeigt, dass wir eine Einheit aus Körper, Geist und Seele sind. Ich kann mir vorstellen, dass das feine, weiche holzig-blumige Aroma hilft, mit Ängsten besser umzugehen.

In allen Situationen, in denen uns Stress, Kummer oder Ärger belasten und die Seele „anknacksen", nimmt uns Linaloe an die Hand und führt uns aus dem Dilemma. Wenn Ihr Kind abends Angst vor der Dunkelheit hat und es schwere Träume plagen, geben Sie mal ein Tröpfchen Linaloeholz auf das Lieblingskuscheltier, das anschließend mit ins Bett darf. Mit einer Gutenachtgeschichte und diesem feinen Duft schläft Ihr Kind bestimmt ganz selig ein.

Linaloeholz ist sehr hautverträglich und pflegend. Deshalb passt es in jede entspannende Körperpflege.

Botanischer Name / Familie	*Bursera delpechiana* / Burseraceae (Balsambaumgewächse)
Herkunft	Mexiko
Verwendete Pflanzenteile	Holz
Gewinnung	Wasserdampfdestillation
Wichtige Inhaltsstoffe	Monoterpenole, Ester
Duftbeschreibung	Balsamisch, weich, samtig, holzig, blumig
Wirkungen körperlich	Immunmodulierend, hautpflegend
Wirkungen psychisch	Entspannend, ausgleichend, beruhigend
Anwendungsmöglichkeiten	Seelische Dysbalancen, Entspannung, Hautpflege
Aromamischungen in diesem Buch	<ul><li>Gesichtsöl</li><li>Andante (K)</li><li>Que Sera (D, K, NP)</li><li>Ruhekissen Melisse (M); Ruhekissen Rosengeranie (M); Abendruhe (M)</li><li>So Sein (D, K)</li><li>Serenity (NP)</li><li>Wenn´s draußen schneit (D); Route „55" (D)</li><li>Lippenbalsam</li></ul>

✸ Litsea – Frisch und selbstbewusst

Litsea ist ein sehr intensiver Duft, zitronig frisch mit etwas „Standhaftem". Das Öl stammt von den Früchten des asiatischen Litseabaumes und ist bei uns nicht sehr bekannt, obwohl es nach Lemongrass für die Industrie die bedeutendste Rohstoffquelle zur Gewinnung von natürlichem Citral darstellt.

Es ist immer da angebracht, wo es um Konzentration, Frische und Wachheit geht. Dieser Duft verfliegt nicht so schnell, obwohl er eine Kopfnote ist, im Gegenteil, er bindet andere Düfte, sodass ein Gesamtaroma länger erhalten bleibt. Diese Tatsache ist sehr nützlich beim Selbermischen. Bitte dosieren Sie es immer sparsam (nie mehr als 5 Tropfen/100 ml), damit die Haut nicht gereizt wird. Der Duft ist ohnehin so intensiv, dass man nicht viel braucht.

Seine antibakteriellen, antiviralen und immunmodulierenden Eigenschaften machen es zusammen mit seinem frisch-kräftigen, stärkenden Geruch zu einem idealen Saunaduft in Erkältungszeiten, der einmal anders riecht als die üblichen Erkältungsdüfte.

Botanischer Name / Familie	*Litsea cubeba* / Lauraceae (Lorbeergewächse)
Herkunft	China, Vietnam
Verwendete Pflanzenteile	Frische Früchte
Gewinnung	Wasserdampfdestillation
Wichtige Inhaltsstoffe	Monoterpenaldehyde (Citral), Monoterpene, Monoterpenole
Duftbeschreibung	Zitronig, frisch, kräftig
Wirkungen körperlich	Antimikrobiell, abwehrstärkend, durchblutungsfördernd
Wirkungen psychisch	Konzentrationsfördernd, erfrischend, aktivierend
Anwendungsmöglichkeiten	Bei Unruhe, zur Konzentration, Erfrischung
Aromamischungen in diesem Buch	▪ Bella Vista (D); Route „55" (D) ▪ Morgenfrische (DL); Hellwach (DL); Aufbruch (DL) ▪ Peeling entschlackend ▪ Haarpflegewachs

✳ Mandarine – Glückliche Kindertage

Eine Kopfnote mit viel Herz! In der chinesischen Provinz Kanton wird der Mandarinenbaum „yao qian shu" genannt. Das bedeutet „der Baum, den man nur zu schütteln braucht, damit das Glück kommt".

Da fällt mir ein altes Kinderlied ein: „Schlaf Kindlein schlaf, der Vater hüt´ die Schaf, die Mutter schüttelt´s Bäumelein, da fällt herab ein Träumelein ..." Damit ist schon fast das Wichtigste zum Mandarinenduft gesagt. Er ist ein Duft, den Kinder lieben, er wirkt so beruhigend und vermittelt ein Gefühl von Geborgenheit – und das nicht nur bei Kindern. Wenn wir Erwachsene in der turbulenten Achterbahnfahrt des Lebens den Halt verlieren, ist er ebenso wohltuend wie bei alten, vielleicht kranken und einsamen Menschen.

Die Hauptwirkung geht von einem Inhaltsstoff aus, der nur in ganz geringer Menge im ätherischen Öl enthalten ist und zur Gruppe der entspannenden Ester gehört.

Allerdings achten Sie bitte auf die Dosierung! Dieses Öl duftet so schön und weich, dass wir leicht zu viel nehmen. Dann aber kommt es zum gegenteiligen Effekt. Dieser „Umkehreffekt" bedeutet eine belebende und anregende bis aufregende Wirkung. Zudem besteht ein Großteil der Inhaltsstoffe aus sehr kleinen Molekülen, die die Zellmembranen äußerst schnell durchdringen und bei zu hoher Dosierung die Haut reizen können. In einer Dosierung von max. 5–10 Tropfen auf 100 ml fettes Öl sind Sie auf der sicheren Seite. In einer Mischung mit mehreren ätherischen Ölen ergänzen sich die Einzelwirkungen, mildern sich aber auch teilweise zugunsten der Gesamtwirkung ab. Verwenden Sie hingegen ein einzelnes Öl, kommt dieser ausgleichende Effekt nicht zustande, und Sie müssen besonders gut auf die Dosierung achten.

Es gibt zwei Sorten Mandarinenöl, das rote aus reifen und das grüne aus unreifen Früchten. Beide Schalenpressungen haben sehr ähnliche Effekte, doch das rote riecht etwas runder, weicher und lieblicher. Ich verwende bisher in meinen Mischungen das grüne mit seinem etwas spritzigeren Aroma.

Botanischer Name / Familie	*Citrus reticulata* / Rutaceae (Rautengewächse)
Herkunft	Mittelmeerraum, Asien
Verwendete Pflanzenteile	Fruchtschalen
Gewinnung	Kaltpressung der Schalen
Wichtige Inhaltsstoffe	v. a. Monoterpene
Duftbeschreibung	Süß, weich, rund, fruchtig
Wirkungen körperlich	Immunstimulierend, lymphabflussfördernd, entkrampfend
Wirkungen psychisch	Stimmungsaufhellend, angstlösend, beschützend, beruhigend (in niedriger Dosierung)
Anwendungsmöglichkeiten	Bei Unruhe, depressiven Verstimmungen, geschwächtem Selbstbewusstsein, psychisch bedingten Schlafstörungen
Aromamischungen in diesem Buch	<ul><li>Morgenfrische (DL)</li><li>La Dolce Vita (D)</li><li>Mondfee (K); Andante (K)</li><li>Sonnenlaube (K, NP)</li><li>Herz ist Trumpf (B)</li><li>Samtpfötchen (M)</li><li>Malavako Handcreme; Malaneva Handcreme</li></ul>

♣ Melisse – Trag mich auf Flügeln durch die Angst

Melissenöl ist eines der kostbarsten ätherischen Öle. Man glaubt kaum, dass zur Gewinnung von 1 kg ätherischem Öl 6–8 Tonnen Pflanzenmaterial benötigt werden. Wenn man ein Melissenblättchen zwischen den Fingern zerreibt, verströmt es einen intensiven Duft. Dennoch ist der Gehalt an ätherischem Öl sehr gering, und so erzielt die aufwendige Wasserdampfdestillation nur äußerst geringe Ausbeuten von 0,05–0,3 %.

Die Melisse hat eine uralte Tradition, die bis in die Antike zurückreicht. Im Mittelalter baute man sie in den Klostergärten an. Vom berühmten Karmelitergeist wurde leider so manch einer alkoholabhängig. Das hat natürlich nichts mit dem ätherischen Öl zu tun, dessen beruhigende, krampflösende, appetitanregende und entblähende Wirkung inzwischen auch wissenschaftlich belegt ist.

Die Melisse ist eine Bienenpflanze. Gartenfreunde wissen das. Daher rührt auch ihr Name von griechisch „melissa" = Honigbiene. Melissenblätter für einen Tee sollten Sie im Garten vor der Blüte ernten, denn ab diesem Zeitpunkt schmecken die Blätter unangenehm.

Wenn Sie echtes Melissenöl kaufen, müssen Sie genau auf das Etikett schauen und tief in den Geldbeutel greifen. Fallen Sie nicht auf das vermeintlich günstigere *Oleum Melissae indicum* herein; es ist mitnichten Melisse, sondern Citronella- oder Lemongrassöl. Die Wirkung ist natürlich eine völlig andere. Es sollte wirklich 100 % Melisse auf dem Fläschchen stehen.

Über die Bahnhof-Apotheke Kempten erhalten Sie aber, wie von den anderen sehr kostbaren Ölen auch, eine Ausgabe von Melisse 10 % in Jojobawachs.

Besonders wenn unser Leben atemlos wird, das Hamsterrad sich immer schneller dreht, und wir Angst bekommen, diesem ganzen Übermaß nicht entfliehen zu können, ist es Zeit für Melisse. Sie führt unseren Atem und unseren Herzschlag wieder zu einem ruhigen gleichmäßigen Rhythmus. So ist es auch nicht verwunderlich, dass ein Melissenblättertrockenextrakt (in einem Fertigarzneimittel) gegen Lippenherpes hilft, denn dieser ist eine körperlich sichtbare Reaktion auf zu viel Stress. Stresshormone beeinträchtigen die Immunabwehr, und somit haben Herpesviren, die im Körper überdauern, leichtes Spiel. Der antivirale Effekt des Melissenblätterextraktes ist wissenschaftlich nachgewiesen. Er ist allerdings nicht gleichzusetzen mit dem ätherischen Öl.

Auch bei Juckreiz entfaltet Melisse in Mischungen auf der Haut eine wohltuende Wirkung, denn wenn alles zu viel wird, ist es einfach zum „aus der Haut fahren". Bitte sparsam dosieren, denn die enthaltenen Monoterpenaldehyde sind reaktionsfreudige Moleküle und können die Haut reizen, wenn man zu viel verwendet. Aber das erübrigt sich ohnehin durch den stolzen Preis des echten Melissenöls.

Botanischer Name / Familie	*Melissa officinalis /* Lamiaceae (Lippenblütengewächse)
Herkunft	Deutschland, Frankreich, Mittelmeerländer, Balkan
Verwendete Pflanzenteile	Frisches Kraut
Gewinnung	Wasserdampfdestillation
Wichtige Inhaltsstoffe	Sesquiterpene, Monoterpenaldehyde
Duftbeschreibung	Klar, frisch bis krautig, zur Mitte gehend
Wirkungen körperlich	Antiviral, entzündungshemmend, schmerzlindernd, entkrampfend, entblähend, appetitanregend, blutdruckregulierend
Wirkungen psychisch	Klärend, ausgleichend, beruhigend, schützend
Anwendungsmöglichkeiten	Bei Angstzuständen, die sich auf Herz und Atmung legen, Sterbebegleitung, übermäßige Nervosität mit Hyperaktivität, nervös bedingter Hautjuckreiz, Lippenherpes, begleitend bei Windpocken, Gürtelrose
Aromamischungen in diesem Buch	• Duftöl für K (DL); Zauberwald (DL) • Abendruhe (M); Ruhekissen Melisse (M) • Stark Sein (NP) • Stress lass nach (B)

✳ Myrte – Klare, unbescholtene Reinheit

Der erfrischend aromatische Duft grüner Myrte an einem jungen Sommertag an der Mittelmeerküste ist einfach herrlich. Ihre strahlend weißen Blüten leuchten wie Sterne in der Sonne aus dem kräftigen Grün des Busches heraus. Kulturell hat die Myrte einen Bezug zu unbescholtener Reinheit und Klarheit, daher auch das Myrtensträußchen oder -kränzchen zur Hochzeit.

Der feine Myrtenduft berührt sanft die Seele und unterstreicht ihre Integrität und Ganzheit. Dem „Wahren, Schönen, Guten" – wenn eine Pflanze zu dieser philosophisch-ethischen Erkenntnis passt, dann ist es die Myrte.

Unsere Lungen atmen diesen Duft ebenfalls gerne ein, er ist sehr wohltuend für die Atmungsorgane und hat eine reinigende Wirkung auf die Bronchien. Dabei ist er angenehmer als Eukalyptus.

Von der Myrte gibt es drei Chemotypen mit unterschiedlichem Inhaltsstoffprofil: Die türkische und die marokkanische Myrte mit hohem Cineol-Gehalt eignen sich sehr gut für Hustenbalsame, die südamerikanische Myrte aus den Anden, die sich geruchsmäßig stark von ihren beiden Schwestern unterscheidet, hat ihr Einsatzgebiet eher bei Muskel- und Gelenkschmerzen sowie zur Stärkung bei Erschöpfungszuständen.

Zur Erklärung: Cineol gehört zur Gruppe der Terpen-Oxide und ist für die Bronchienwirksamkeit verantwortlich. Monoterpene (hier α-Pinen), in der Andenmyrte stark vertreten, wirken schmerzlindernd.

Eine Mischung aus Andenmyrte und türkischer oder marokkanischer Myrte kann hilfreich sein bei Gefühlen von psychischer Zerrissenheit und vermag den Menschen wieder auf einen klaren Weg zu führen. Wenn Sie den Mut brauchen, um diesen Weg zu gehen, geben Sie noch etwas Zirbelkiefer hinzu (Duftlampe oder Naturparfüm). Dies gilt auch für den letzten Weg im Leben.

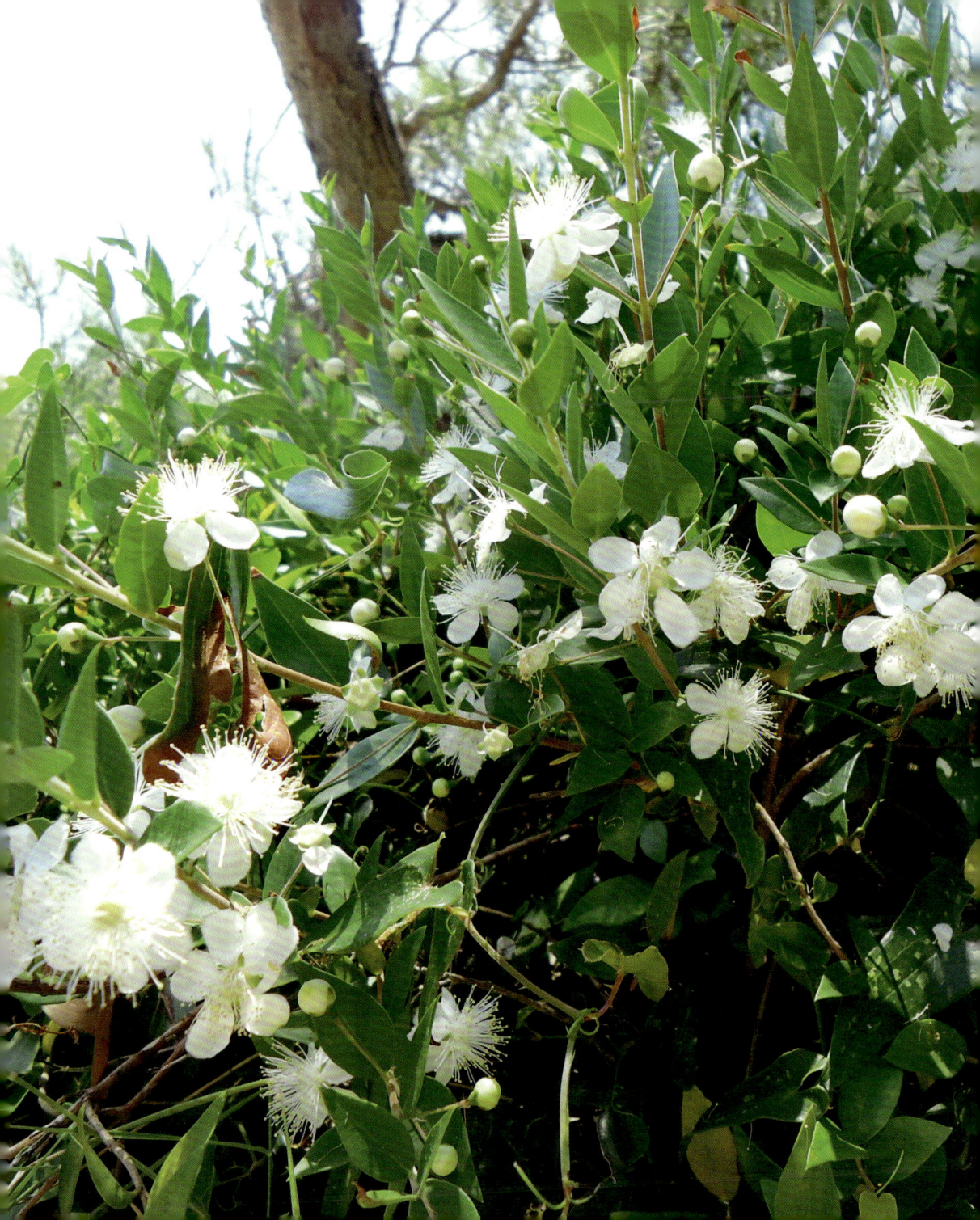

Botanischer Name / Familie	*Myrtus communis* / Myrtaceae (Myrtengewächse)
Herkunft	Je nach Chemotyp: Türkei, Korsika, Südfrankreich, Marokko, Peru
Verwendete Pflanzenteile	Blühende Zweige
Gewinnung	Wasserdampfdestillation
Wichtige Inhaltsstoffe	- Myrte Marokko: ausgewogenes Verhältnis von Monoterpenen, Cineol, Estern - Myrte Türkei: v. a. Cineol, dann Monoterpene, Monoterpenole, Ester - Myrte Anden: v. a. Monoterpene, dann Cineol
Duftbeschreibung	- Myrte Türkei: klar, frisch und dennoch mild mit leichter Eukalyptusnote - Myrte Anden: klar, fein, „höher" als türkische Myrte
Wirkungen körperlich	- Myrte Türkei: antiviral, antiseptisch, schleimlösend, auswurffördernd, hustenreizlindernd - Myrte Anden: schmerzstillend, durchblutungsfördernd
Wirkungen psychisch	- Myrte Türkei: klärend, belebend - Myrte Marokko: stärkend, ausbalancierend - Myrte Anden: klärend, stärkend
Anwendungsmöglichkeiten	Bei Erkältung, Bronchitis, Nebenhöhlenentzündungen, zur seelischen „Reinigung", für geistige Klarheit, nach psychisch belastenden Erfahrungen/ Traumata
Aromamischungen in diesem Buch	- Waldweihnacht (DL); Zauberwald (DL) - Apsyrtides (NP) - Felsendohle (D, K) - Erkältungsbad (B)

◆ Narde – Ruhe tief in mir selbst

Ein tiefer und intensiver warm-holziger, baldrianartiger Geruch entströmt dem Fläschchen mit Nardenöl – kein Wunder, gehört die Narde doch zu den Baldriangewächsen. In ihrer Heimat, dem Himalaya, wächst sie in 3000–4000 Metern Höhe. Meine Nase konnte sich mit dem Duft anfangs nicht anfreunden, doch was über die Narde geschrieben stand, machte mich neugierig, und so experimentierte ich mit dem ätherischen Öl. Meine erste Erfahrung in der Praxis war die, dass es nur äußerst sparsam dosiert sein will, sonst erschlägt es alle anderen Düfte in der Mischung.

Narde hat eine stark harmonisierende und Gegensätze ausgleichende Wirkung. Sie gilt als Meditationsöl, das uns stabil erdet und den Geist zur Ruhe und zur Mitte führt. Die Aufmerksamkeit konzentriert sich auf die Atmung, Gedanken ziehen vorüber und werden nicht festgehalten. Es ist ein bisschen, als würden wir über den Dingen stehen und sie aus einer heilsamen Distanz betrachten (liegt es an der Höhe, in der die Narde wächst?). Wenn Sie Yoga praktizieren, versuchen Sie es doch mal mit einer Spur Narde in der Raumduftmischung.

Narde, ganz dezent in einer Mischung mit anderen beruhigend-ausgleichenden Ölen kann ein Segen sein für geistig desorientierte, demente Menschen, die verzweifelt versuchen, einen klaren Gedanken zu fassen oder sich zu erinnern und von Unruhe geplagt sind.

Auch dem gestressten Berufstätigen von heute, der am Rande seiner geistigen Leistungsfähigkeit steht, tut eine abendliche Fußeinreibung mit einer Narde enthaltenden Mischung unendlich gut. Es lässt ihn wohlig einschlafen.

Botanischer Name / Familie	*Nardostachys jatamansi* / Valerianaceae (Baldriangewächse)
Herkunft	Himalaya (Nepal, Bhutan, Tibet, Indien, China)
Verwendete Pflanzenteile	Getrocknete Wurzeln
Gewinnung	Wasserdampfdestillation
Wichtige Inhaltsstoffe	Sesquiterpene, Sesquiterpenketone, Sesquiterpenole
Duftbeschreibung	Warm, holzig-erdig, intensiv, baldrianartig
Wirkungen körperlich	Sehr hautfreundlich, atemregulierend, entspannend
Wirkungen psychisch	Stabilisierend, zentrierend, beruhigend, schlaffördernd
Anwendungsmöglichkeiten	Schlafstörungen, Unruhezustände, nervliche Überlastung, Reizüberflutung, Sorgen durch Stress, nervös bedingter Hautjuckreiz, nervös bedingte Herzbeschwerden
Aromamischungen in diesem Buch	- Serenity (NP) - Abendruhe (M); Ruhekissen Melisse (M); Ruhekissen Rosengeranie (M)

♣ Neroli – Wenn Du denkst, es geht nicht mehr, kommt von irgendwo ein Lichtlein her

Wissen Sie, warum das ätherische Öl aus der Bitterorangenblüte Neroli heißt? Dazu gibt es einen historischen Hintergrund. Anna Maria, Prinzessin von Nerola, liebte den Duft so sehr, dass sie nicht nur sich selbst oder ihr Bad, sondern auch ihre Kleidung und ihr Briefpapier damit parfümierte. So verbreitete sich dieses herrliche Aroma in der feinen Gesellschaft des 17. Jahrhunderts, und das Blütenöl erhielt ihr zu Ehren den Namen Neroli.

Wenn Sie einmal in Sizilien sind, gönnen Sie sich einen Spaziergang durch einen Orangenblütenhain – Sie werden verzaubert sein – wie die Prinzessin! Ich durfte diesen Duft sogar einmal im Garten eines Straßencafés am Neusiedler See genießen, als ich dort im Frühling meinen Urlaub verbrachte. Dazu guckten die Störche von den Dächern herunter!

Der Bitterorangenbaum blüht ganzjährig und liefert zusätzlich aus den kleinen Zweigen und unreifen Früchten das Petit Grain-Öl, sowie aus den Fruchtschalen durch Kaltpressung das Bitterorangenöl.

Das beste Neroliöl erhält man jedoch erst von einem mindestens 20 Jahre alten Baum. Die sich gerade öffnenden Blüten werden achtsam von Hand geerntet. Sie ahnen schon, hierbei handelt es sich um ein besonders kostbares Öl. Daher erhalten Sie es zusätzlich zum reinen 100 %igen ätherischen Öl auch als 10 %ige Jojobawachsverdünnung, deren intensiver Duft immer noch überwältigend ist.

Neroli ist eines der wichtigsten ätherischen Öle in der Parfümherstellung, es bildet die Grundlage des Eau de Cologne (siehe Kapitel Kulturgeschichte). Mit ihm bekommt jeder Duft etwas Edles.

Bitterorangenblütenöl wirkt unglaublich gut im psychischen Bereich; seine antidepressive Wirkung ist wissenschaftlich belegt.

Immer wenn uns das Leben besonders bitter-süß mitspielt, in tragischen, verzweifelten, ausweglos scheinenden Situationen, sollten wir Neroli zur Hand haben, als Riechfläschchen, Naturparfüm oder Hydrolat (= Duftwasser aus der Destillation, enthält geringe Spuren ätherisches Öl sowie die wasserlöslichen Inhaltsstoffe der destillierten Pflanze).

Mir hat während eines Klinikaufenthaltes nach einer schweren Operation, als ich zusätzlich noch starke Kopfschmerzen bekam, ein kühler Waschlappen mit Nerolihydrolat auf der Stirn sehr gut getan.

Ein persönlicher Tipp: Vor wichtigen Terminen – wenn Panikgefühle aufkommen – kann ein Hauch Neroli kleine Wunder bewirken.

Über seine herausragenden Effekte auf der psychischen Ebene sollten wir die stark antibakteriellen und dabei sehr hautfreundlichen und juckreizstillenden Eigenschaften des Neroliöls nicht vergessen.

Botanischer Name / Familie	*Citrus aurantium ssp. Aurantium* / Rutaceae (Rautengewächse)
Herkunft	Sizilien, Marokko, Tunesien, Ägypten
Verwendete Pflanzenteile	Frische Blüten
Gewinnung	Wasserdampfdestillation
Wichtige Inhaltsstoffe	Monoterpenole, Monoterpene, Ester, Sesquiterpenole
Duftbeschreibung	Süß-herb mit starker „Strahlkraft"
Wirkungen körperlich	Sehr hautfreundlich, stark antibakteriell
Wirkungen psychisch	Angstlösend, stimmungsaufhellend, ausgleichend
Anwendungsmöglichkeiten	In angsteinflößenden Situationen, bei seelischen Traumata, wenn sich „Abgründe auftun"; Haut- und Narbenpflege (auch seelische Narben)
Aromamischungen in diesem Buch	▪ Gesichtsöl ▪ Andante (K); Après Soleil (K) ▪ Duftöl für K (DL) ▪ Hesperiden Traum (NP); Apsyrtides (NP) ▪ Malaneva Handcreme

✳ Niaouli – Sanfte Befreiung

Der medizinische Duft von Niaouli lässt bereits seine Anwendung zur Gesundheitsförderung ahnen. Er ist eukalyptusähnlich, aber viel sanfter. Schon beim Schnuppern am Fläschchen verspüren wir ein befreiendes Gefühl in der Nase.

Niaouli ist mit Cajeput verwandt, beide gehören wie auch Teebaum und Manuka zur Familie der Myrtengewächse. Ein sehr gutes Öl in Bioqualität kommt aus Madagaskar.

Niaouli entfaltet seine Stärke im Bereich der Atemwege, der Haut und Schleimhaut und kräftigt das Bindegewebe. Das ätherische Öl wirkt stark antibakteriell, antiviral und pilzhemmend.

Ein persönlicher Tipp von mir für Erwachsene: Bei Schnupfen oder Nebenhöhlenentzündung pinsele ich vorsichtig meine Nasenschleimhaut mit einem Wattestäbchen aus, das ich zuvor in eine Mischung aus einem Schnapsgläschen voll Meersalzwasser mit 1 Tropfen Niaouli und 1 Tropfen Cajeput getaucht habe. Ein- bis mehrmals täglich durchgeführt mit einer jeweils frisch hergestellten Mischung bringt es eine wohltuende Erleichterung. **Vorsicht:** Bitte nur bei intakter Nasenschleimhaut anwenden.

Niaouli eignet sich auch hervorragend für die Sauna, gerade in Erkältungszeiten. Für einen Aufguss oder eine Saunaduftschale können Sie es außer mit Cajeput auch gut mit Zitrone, Myrte oder Nadelholzölen kombinieren. Wenn Sie es etwas milder wünschen, geben Sie Lavendel oder noch besser wilden Berglavendel dazu. Sein Inhaltsstoffprofil ist noch reichhaltiger, und er wird für medizinische Zwecke eingesetzt.

Weil Niaouli so gut schleimhautverträglich ist, verwende ich es zusammen mit Zitrone zur Ölziehkur in Sesamöl. Das festigt das Zahnfleisch, unterstützt Entgiftungsprozesse und beugt Infekten vor.

Botanischer Name / Familie	*Melaleuca viridiflora /* Myrtaceae (Myrtengewächse)
Herkunft	Madagaskar, Neukaledonien
Verwendete Pflanzenteile	Blätter und Zweige
Gewinnung	Wasserdampfdestillation
Wichtige Inhaltsstoffe	Oxide (Cineol), Monoterpene, Sesquiterpenole, Monoterpenole
Duftbeschreibung	Medizinisch, eukalyptusartig, aber mild
Wirkungen körperlich	Antibakteriell, antiviral, antimykotisch (gegen Pilze), antiseptisch, entzündungshemmend, zellregenerierend, sehr haut- und schleimhautfreundlich
Wirkungen psychisch	Stärkend, frisch, belebend
Anwendungsmöglichkeiten	Mundpflege, Entzündungen von Haut und Schleimhaut, Vorbeugung von Wundreiben und Wundliegen
Aromamischungen in diesem Buch	Ölziehkur (G)

🍀 Orange – Heiter und sorglos in allen Lebenslagen

Orange ist allseits beliebt – ein Duft für Einsteiger in die Welt der ätherischen Öle. Es wird aus der Süßorange gewonnen, im Gegensatz zu Neroli, für das die Blüten der Bitterorange destilliert werden. Mit seiner fruchtig-beschwingten Süße zaubert es ein Lächeln in die Gesichter. Dabei rührt der charakteristische Duft hauptsächlich von einem Inhaltsstoff her, der nur zu etwa 0,03 % enthalten ist (Sinensal), aber eben eine sehr niedrige Geruchsschwelle besitzt. Das bedeutet, wir riechen ihn schon in einer äußerst geringen Konzentration.

Orange mischt sich hervorragend mit allen anderen Zitrusnoten, aber auch mit Nadelholzölen. Es gibt Blütendüften eine frischere Note und belebt Sandelholz.

Das Immunsystem freut sich über Orangenduft, der Lymphfluss wird angeregt, und das Gewebe wird sanft entstaut.

Orangenöl ist sehr preisgünstig. Das hängt damit zusammen, dass es quasi als „Nebenprodukt" der Orangensaftproduktion anfällt. Achten Sie bitte wieder besonders auf kbA-Ware, in der keine Pestizid-Rückstände von gespritzten Orangen enthalten sind.

> Verwenden Sie Orangenöl trotz seines wunderbaren Duftes sparsam. In höherer Dosierung (> 1 %) kann es die Haut reizen und nervös machen.

Steckbriefe ätherischer Öle

Botanischer Name / Familie	*Citrus sinensis ssp. Dulcis* / Rutaceae (Rautengewächse)
Herkunft	Mittelmeerländer, Florida, Kalifornien
Verwendete Pflanzenteile	Fruchtschalen
Gewinnung	Kaltpressung
Wichtige Inhaltsstoffe	v. a. Monoterpene (Limonen), Monoterpenole, Monoterpenaldehyde
Duftbeschreibung	Süß, frisch, fruchtig
Wirkungen körperlich	Immunstimulierend, durchblutungsfördernd, lymphflussanregend, kreislaufanregend,
Wirkungen psychisch	Belebend, entspannend, stimmungsaufhellend
Anwendungsmöglichkeiten	Depressive Verstimmungen, gestautes Gewebe, Wohlfühlmischungen
Spannendes aus der Forschung	Orange kann Stimmung und Schlafqualität verbessern, wie eine Studie zeigt. Orange kann Zahnarztangst lindern, so die Ergebnisse einer weiteren Studie im Rahmen einer Dissertation.
Aromamischungen in diesem Buch	<ul><li>Kaminstunde (DL); Morgenfrische (DL)</li><li>Stress lass nach (B)</li><li>La Dolce Vita (D); Bella Vista (D); So Sein (D)</li><li>Sauna-Honigpeeling</li><li>Andante (K)</li><li>Hesperiden Traum (NP)</li><li>Ruhekissen Melisse (M); Ruhekissen Rosengeranie (M)</li></ul>

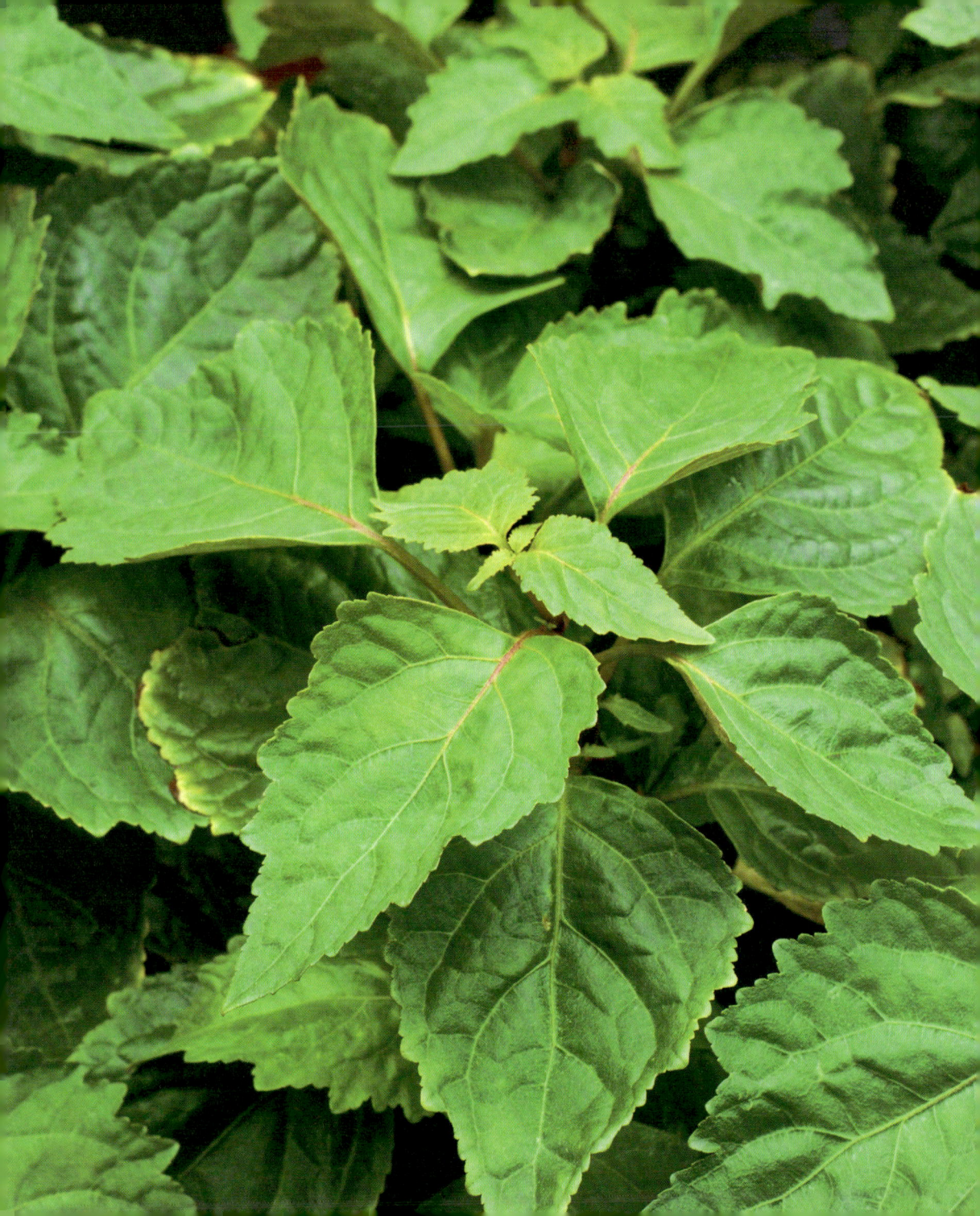

◆ Patchouli – Aus rauchiger Tiefe

Schummrige verrauchte Teestube, 68er-Jahre-Geist, Love & Peace, Flower-Power-Hippie-Zeit, Aufbruch und Rebellion, sinnliche Feste – das alles ist Patchouli in meiner Erinnerung. Ein sehr intensiver, erdig-rauchiger, exotischer Duft, den man als Einzelduft entweder liebt oder ablehnt. Er gehört mit Vetiver und Adlerholz zusammen zu den tiefsten erdigen Basisnoten. Dabei hat Patchouli eine eigenwillige rauchige Komponente, während Vetiver eine geheimnisvolle weiche unnachahmliche Süße ausstrahlt.

Doch zurück zu Patchouli: Das dunkle zähflüssige Öl ist äußerst wichtig in der Parfümherstellung. Es gibt dem Duft einen sinnlichen Touch und das „gewisse Etwas". Darüber hinaus dient es als Fixativ, das heißt, das Parfüm hält seinen Duft länger auf der Haut.

In Indien verwendete man es seit jeher zur Mottenabweisung im Kleiderschrank und weiterer Insekten- und Ungezieferabwehr.

Patchouli erdet uns, wenn wir „Luftschlösser" bauen und hilft, dem Leben mutig zu begegnen. Gleichzeitig regt es die sinnliche Phantasie und Kreativität an. Dabei ist es ausgesprochen hautfreundlich. Nervös bedingte Hautirritationen wie hektische Flecken sprechen gut auf Patchouli an.

Es ist eines der Öle, die mit den Jahren reifen und an Tiefe und Ausdruckskraft gewinnen.

In Mischungen mit Zitrusölen oder Blütenessenzen entfaltet es eine sehr harmonische Synergie.

Aber **Vorsicht:** wenn Ihnen auch nur eine winzige Menge versehentlich auf die Kleidung gelangt, hält sich der Geruch deutlich wahrnehmbar für Wochen. Patchouli ist eben schon ein recht aufdringliches Öl. Am besten reinigen Sie die Öffnung des Fläschchens nach Gebrauch mit einem alkoholgetränkten Läppchen, sonst kann der Verschluss leicht so verkleben, dass er sich nicht mehr öffnen lässt.

Botanischer Name / Familie	*Pogostemon cablin* / Lamiaceae (Lippenblütengewächse)
Herkunft	Tropisches Asien und Afrika
Verwendete Pflanzenteile	Getrocknete Blätter
Gewinnung	Wasserdampfdestillation
Wichtige Inhaltsstoffe	Sesquiterpene, Sesquiterpenole, Sesquiterpenoxide (lauter seltene Formen, die sonst kaum vorkommen)
Duftbeschreibung	Intensiv erdig, rauchig, tief, schwer, exotisch
Wirkungen körperlich	Insekten- und ungezieferabweisend, hautpflegend und -regenerierend
Wirkungen psychisch	Ausgleichend, erdend, stärkend, zentrierend, aphrodisierend
Anwendungsmöglichkeiten	Nervös gereizte Haut, Selbstzweifel, Mutlosigkeit
Aromamischungen in diesem Buch	▪ Que Sera (D, K, NP) ▪ So Sein (D, K)

🌿 ✳ Petit Grain Bigaradier – Mit frischem Schwung und Leichtigkeit

Um es gleich vorneweg zu sagen: Es gibt verschiedene Petit Grain-Sorten: aus der Mandarine, Clementine, Zitrone, Süßorange, Bergamotte und der hier beschriebenen Bitterorange (Bigaradier).

Dieses „klassische" Petit Grain Bigaradier ist ein wichtiger Bestandteil des Eau de Cologne und maßgeblich an dessen frisch-beschwingtem Duft beteiligt. Seine herbe Beinote ist stärker ausgeprägt als bei den anderen Petit Grain-Destillationen. Das verleiht ihm allerdings auch seine Stärke.

Für mich ist Petit Grain besonders in Kombination mit weiteren Fruchtessenzen und Blütendüften wie eine hell klingende Frühlingssinfonie.

Petit Grain bedeutet wörtlich übersetzt „kleines Korn" und ist der Oberbegriff für Destillationen aus Blättern und Zweigen und teilweise unreifen Früchten von Zitrusarten.

Es ist ein ganz erstaunliches Öl mit über 400 Inhaltsstoffen und den gleichen Leitsubstanzen wie Lavendel. Wer also Lavendelduft partout nicht mag, findet im Petit Grain Bigaradier ein anders duftendes, aber ähnlich wirkendes Öl.

Petit Grain hat einen großen Einfluss auf die Psyche, es vermag Schwermut und Trauer wie auf leichten Flügeln davonzutragen. Es verleiht uns den entscheidenden Anstoß, um unsere Visionen und Ideen mutig in die Tat umzusetzen. Dabei wirkt es gleichzeitig unglaublich entspannend und belebend.

Probieren Sie ruhig eigene Kreationen mit Petit Grain aus, es ist eine wahre Bereicherung für Ihren Alltag.

Botanischer Name / Familie	*Citrus aurantium ssp. Amara* / Rutaceae (Rautengewächse)
Herkunft	Paraguay, Sizilien, Nordafrika, Ägypten
Verwendete Pflanzenteile	Junge Blätter und Zweige, kleine grüne unreife Fruchtansätze
Gewinnung	Wasserdampfdestillation
Wichtige Inhaltsstoffe	Ester, Monoterpenole, Monoterpene, viele weitere auch in Spuren
Duftbeschreibung	Frisch, herb-spritzig, leicht neroliähnlich
Wirkungen körperlich	Entspannend, straffend
Wirkungen psychisch	Stimmungsaufhellend, ausgleichend, entspannend, belebend, konzentrationsfördernd, kreativitätsfördernd
Anwendungsmöglichkeiten	Bei Stimmungsschwankungen, Niedergeschlagenheit, Trauer, Mutlosigkeit, Ängsten als Raumduft, Naturparfüm, zur Körper- und Haarpflege
Aromamischungen in diesem Buch	▪ Andante (K) ▪ La Dolce Vita (D) ▪ Aufbruch (DL) ▪ Haarpflegewachs

✳ Pfefferminze – Klare, kühle Frische

„Mit Pfefferminz bin ich Dein Prinz", heißt es im gleichnamigen Song von Marius Müller-Westernhagen. Gar nicht wie ein Prinz oder eine Prinzessin fühlt man sich mit Kopfschmerzen, Magen-Darmkrämpfen oder bei (Reise)-Übelkeit. Hier kann die Pfefferminze Abhilfe schaffen. Ihre verdauungsfördernde Wirkung ist sogar schon seit der Antike bekannt.

Es gibt fast unzählige verschiedene Minzarten, viele davon wildwachsend. Sie haben die Neigung, sich leicht untereinander zu kreuzen. So entstand wohl auch vor rund 300 Jahren in England die Echte Pfefferminze aus der Bachminze und der Waldminze. Sie ist ein so genannter natürlicher Tripelbastard, das bedeutet, sie kann sortenrein nur durch Stecklinge vermehrt werden, aber nicht aus Samen. Dafür bildet sie leicht Ausläufer. Einmal im Garten angepflanzt, findet man sie später in allen möglichen Ecken wieder!

Bei der Pfefferminze geht die gesamte Heilwirkung vom ätherischen Öl aus. Seine Hauptinhaltsstoffe sind Menthol und das Monoterpenketon Menthon. Diese sind auch für die kühlende Wirkung des Pfefferminzöls verantwortlich. Das ist wissenschaftlich bewiesen, ebenso wie die krampflösende Wirkung auf die Muskulatur des Magen-Darmtrakts und die schmerzlindernde Wirkung bei Kopfschmerzen und Migräne. Somit hat Pfefferminzöl eine breite Akzeptanz in der klinischen Therapie gefunden.

Meine Empfehlung bei Kopfschmerzen: Ein Tropfen Pfefferminze und ein Tropfen Lavendel zwischen den Fingern verreiben und damit sanft die Schläfen einreiben, bei Bedarf wiederholen. **Vorsicht:** Es darf dabei nicht in die Augen gelangen.

Auf Reisen nehme ich gerne mein Naturparfüm „Gute Reise" mit, um einer aufkommenden Übelkeit sofort begegnen zu können.

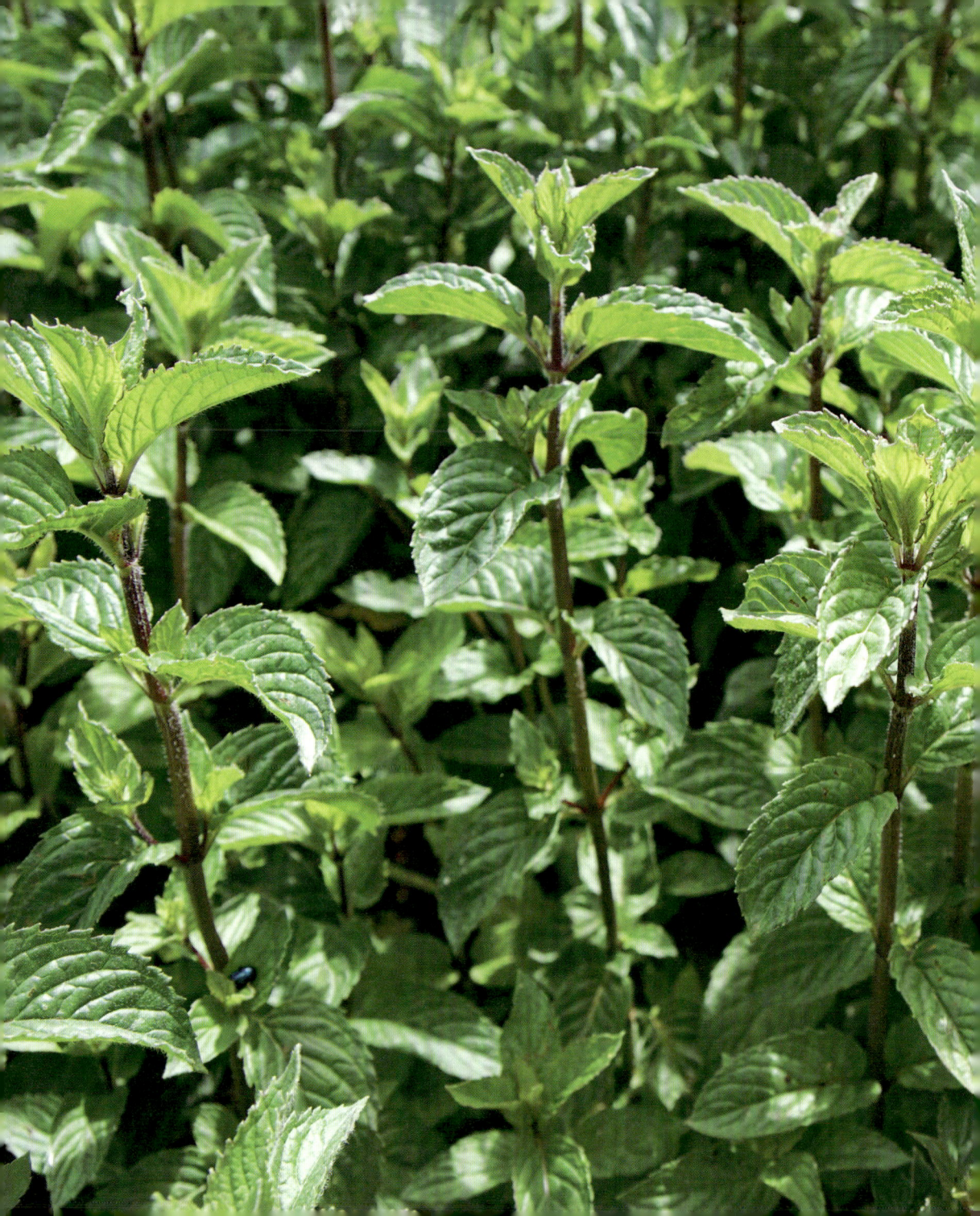

Vorsichtsmaßnahmen
- Pfefferminzöl nicht bei Kindern unter 6 Jahren anwenden (Gefahr von Stimmritzenkrampf und Atemstillstand)!
- Nicht mit Pfefferminzöl baden → Reizung der Kälterezeptoren und dadurch extremes, lang andauerndes Kälteempfinden.
- Asthmatiker, Epileptiker, empfindliche Personen → Pfefferminzöl kann dosisabhängig zu Atembeschwerden führen.
- Menthol gilt in der Homöopathie als Antidot, das heißt, es kann die Wirkung homöopathischer Mittel möglicherweise aufheben.

Botanischer Name / Familie	*Mentha x piperita* / Lamiaceae (Lippenblütengewächse)
Herkunft	Europa, USA, Indien
Verwendete Pflanzenteile	Kraut
Gewinnung	Wasserdampfdestillation
Wichtige Inhaltsstoffe	Menthol, Menthon (Monoterpenketon), Verhältnis abhängig vom Erntezeitpunkt
Duftbeschreibung	Frisch bis scharf stechend, klar, kühl
Wirkungen körperlich	Kühlend, schmerzstillend, entkrampfend, verdauungsfördernd, gallensaftanregend, antibakteriell
Wirkungen psychisch	Geistig klärend, erfrischend, konzentrationsfördernd
Anwendungsmöglichkeiten	Kopfschmerzen, postoperative Übelkeit, Reiseübelkeit, Magen-Darmkrämpfe, Reizdarmsyndrom, Konzentrationsverbesserung
Spannendes aus der Forschung	Es gibt mehrere Studien, die die kopfschmerzlindernde Wirkung eines 10 %igen äußerlich aufgetragenen Pfefferminzöls belegen, mit vergleichbarer Wirkung wie Paracetamol oder ASS. Vermutlich liegt dies am Menthol, das Schmerzrezeptoren hemmen kann.
Aromamischungen in diesem Buch	Gute Reise (NP)

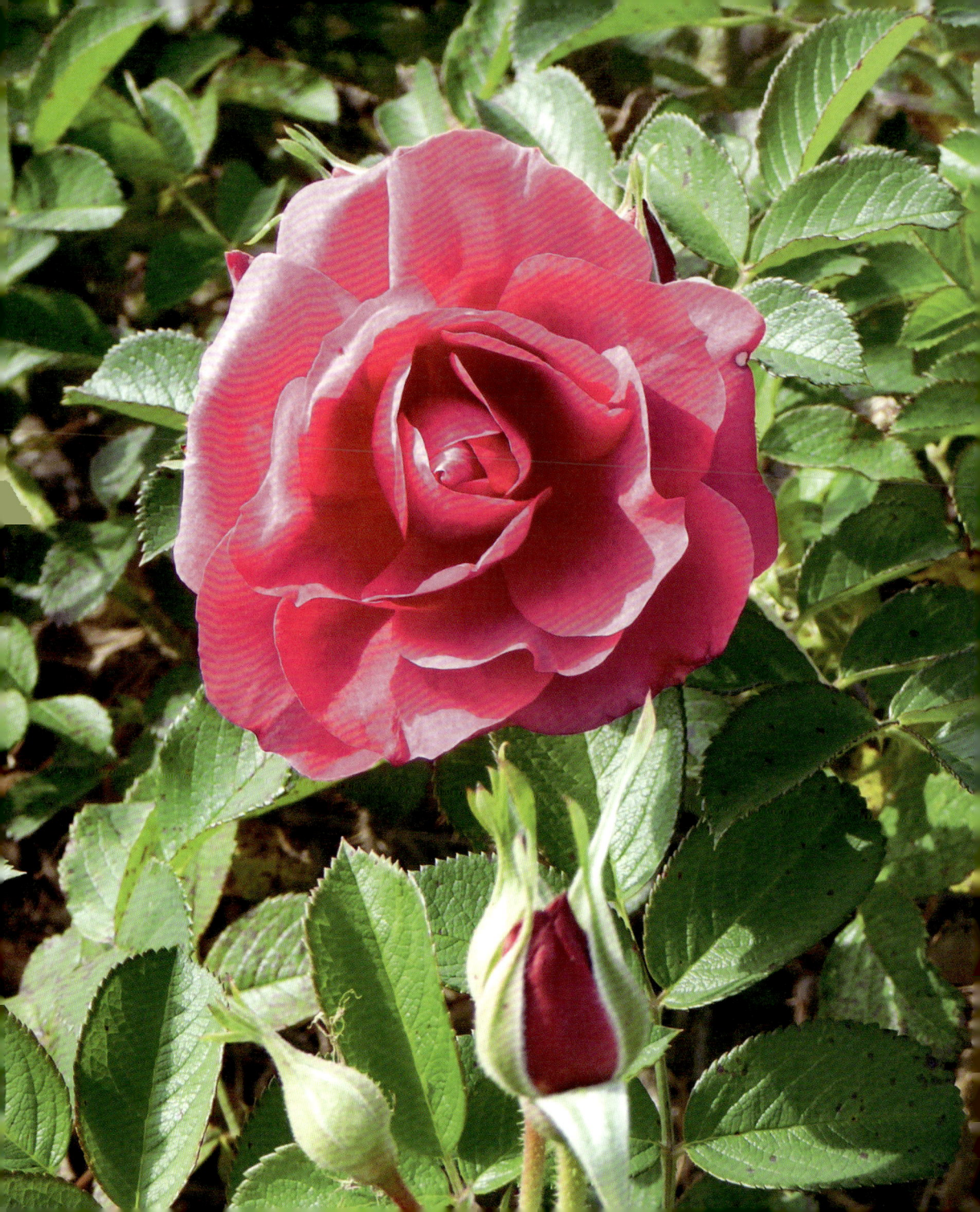

🌿 Rose – Vollendete Schönheit und Harmonie

Die Rose – Königin der Blumen – wird auch als die Königin der Düfte bezeichnet. Ich meine zwar, dass es manch ebenbürtige Düfte gibt; dennoch: Rose geht zu Herzen wie kaum ein anderer Duft.

Allein die Form, Fülle und Farbe der sich öffnenden Damaszenerrosenblüte lässt uns dahinschmelzen. Die kostbaren Blüten werden früh morgens bei Sonnenaufgang von Hand gepflückt und sofort der Destillation zugeführt. Später am Tage würden sie ihren bezaubernden Duft schon teilweise dem Himmel schenken. Die Haupterntezeit erstreckt sich nur über 30 bis 40 Tage im Jahr in den Monaten Mai und Juni.

Rose gilt als das Symbol der Liebe und vollkommenen Harmonie. Man nahm sogar an, dass Kranke geheilt würden, wenn man sie unter einem Rosenbogen hindurch trüge. Davon zeugen heute noch manche mit Rosen bewachsenen Laubengänge in alten Sanatorien. Was man schon lange intuitiv erfasste, ist neuerdings auch wissenschaftlich erwiesen: Der Ausblick aus einem Krankenzimmer in die grüne und blühende Natur begünstigt die Heilung.

Die größten Rosenanbaugebiete liegen in Bulgarien am Fuße des Balkangebirges (bulgarische Rose mit schwerem, vollen Duft) und in der Türkei am Rande des Taurusgebirges (türkische Rose mit vollblumigem Duft). Rosenanbaugebiete finden sich oft in Krisenregionen. Die Firma WALA Heilmittel GmbH unterhält beispielsweise in Kooperation mit der Welthungerhilfe ein Projekt in Afghanistan, bei dem 700 inzwischen biologisch wirtschaftende Bauern Rosen statt Opium anbauen. Der Aufbau und die Pflege eines Netzwerkes zum fairen Anbau und Handel mit Ätherisch-Öl-Pflanzen ist also auch weltpolitisch gesehen eine sinnvolle Aufgabe.

In der Aromatherapie wird hauptsächlich das Destillat der Damaszenerrose, einer sehr alten Rosenart, verwendet. Es geliert bei niedrigen Temperaturen, denn sein Schmelzpunkt liegt je nach Herkunft zwischen 17 und 22 °C. Das können Sie selbst an einem eigenen kleinen Fläschchen beobachten. Das Öl der gallischen Rose, auch Apotheker-Rose, kommt aus Georgien oder Aserbeidschan und hat einen viel leichteren, zarteren und lieblichen Duft. Die gallische Rose gilt als Vorfahr unserer Gartenrose.

Rosenöl wird aufgrund seiner Kostbarkeit sehr häufig gefälscht oder gar synthetisch hergestellt. Obwohl echtes Rosenöl über 500 Inhaltsstoffe aufweist, sind die Fälschungen so raffiniert, dass sie sich gar nicht so leicht am Geruch entlarven lassen. Seien Sie misstrauisch, wenn Ihnen ein besonders preisgünstiges Rosenöl angeboten wird und kaufen lieber nur bei einem Händler Ihres Vertrauens – oder eben das Rose 1 % in Jojobawachs. Hiermit lässt sich ohnehin besser arbeiten, weil oftmals schon ein einziger Tropfen reinen Rosenöls zu viel und zu intensiv sein kann.

Rose hat ein riesengroßes Potenzial. Sie schenkt uns einen wundervollen Duft zur Begrüßung eines neuen Erdenbürgers und ermöglicht es, im Sterben den Gehenden wie den Bleibenden das unabänderliche Geschehen in Frieden und mit Zuversicht auf das ewige Eingebundensein in ein großes Ganzes anzunehmen. Sie ist eine verlässliche und tröstliche Begleiterin durch alle Höhen und Tiefen des Lebens, ja, sie lehrt uns Hingabe an das Leben. Grund genug, immer mal wieder duftende Rosen zu verschenken, denn „der Duft bleibt immer in der Hand desjenigen, der die Rosen schenkt" (aus dem Persischen). So können sich Schenkende und Beschenkte daran erfreuen.

Rosenöl ist ganz besonders hautfreundlich und eignet sich daher bestens für die Herstellung aller Gesichts- und Körperpflegeprodukte – und zwar für jedes Alter, vom Baby bis zur hochbetagten Seniorin. Es kann empfindliche, gereizte Haut beruhigen, Entzündungen mildern sowie die Zellregeneration und Wundheilung fördern. Sehr wertvoll ist es in Mundpflegeprodukten für Schwerkranke und Sterbende.

Botanischer Name / Familie	*Rosa damascena* / Rosaceae (Rosengewächse)
Herkunft	Bulgarien, Türkei
Verwendete Pflanzenteile	Frische Blüten
Gewinnung	Wasserdampfdestillation
Wichtige Inhaltsstoffe	Monoterpenole, Ester, aromatische Alkohole, viele weitere wichtige z. T. in Spuren
Duftbeschreibung	Voll blumig bis schwer und tief blumig, betörend
Wirkungen körperlich	Hautregenerierend, wundheilungsfördernd, antiseptisch, ausgleichend auf Herz und Nerven, hormonmodulierend
Wirkungen psychisch	Herzöffnend, ausgleichend, stresslösend, harmonisierend, stärkend, schützend
Anwendungsmöglichkeiten	In schönen wie in schweren Lebenssituationen, bei Trauer und Ängsten, Stress, nervös bedingten Herzbeschwerden, rund um die Geburt und Geburtsvorbereitung, für die Babymassage, zur Sterbebegleitung, als Naturparfüm, zur Körper-, Gesichts- und Schleimhautpflege
Aromamischungen in diesem Buch	<ul><li>Duftöl für M (DL)</li><li>Gesichtsöl (K); Mondfee (K); Après Soleil (K)</li><li>Herz ist Trumpf (B); Blütenzauber {B)</li><li>Lippenbalsam</li></ul>

🌿 Rosengeranie – Komm auf die Sonnenseite

Im Sommer umgeben mich auf meinem Balkon mehrere Kübel mit Rosengeranien. Alle Pflanzen entstammen einer inzwischen recht stattlichen Mutterpflanze, die ich einmal als Ableger geschenkt bekam. Rosengeranien wachsen rasch und lassen sich durch Stecklinge leicht vermehren. Die Blätter sind von einem kräftigen harmonischen Grün und duften intensiv – ein bisschen blumig-balsamisch an Rosen erinnernd, aber viel „grüner". Den ganzen Sommer hindurch bilden sich viele kleine, zart wirkende rosafarbene Blüten mit einer dunkleren Zeichnung in der Mitte. Rosengeranie hat die angenehme Eigenschaft, Insekten und Schädlinge fernzuhalten – auch von den sie umgebenden Pflanzen. Ich habe noch nie Läuse an einer Rosengeranie gesehen. Im Winter liebt die Rosengeranie allerdings einen kühlen und licht-luftigen Platz im Haus.

Mit Rosengeranie in einer Duftmischung ist schnell jeder Ärger und Verdruss vergessen. Sie öffnet die Herzen, lenkt unsere Sinne auf die schönen Seiten des Lebens und zaubert ein Lächeln aufs Gesicht.

Das ätherische Öl der Rosengeranie ist nicht nur sehr hautfreundlich, es hat erfahrungsgemäß gute hormonregulierende Eigenschaften. Seine harmonisierende Wirkung auf Gehirnbotenstoffe und damit die Regulation von Stresshormonen konnte gezeigt werden. Daher ist es sicher auch geeignet, um bei hormonellen „Achterbahnfahrten" in den Wechseljahren die Balance wiederherzustellen.

Viele alte Menschen, die sich einsam und allein fühlen, können mit dem Duft der Rosengeranie wieder Freude in ihr Leben bringen. Hier habe ich gute Erfahrungen gesammelt mit einem Handmassageöl für demenzkranke HeimbewohnerInnen. Die Menschen öffneten sich, fingen an zu erzählen und genossen zufrieden lächelnd die Massage. Sogar ein älterer Herr, der sich sonst eher verschlossen und aggressiv verhielt, wurde sanft und freute sich nach anfänglicher Ablehnung auf die nächste Handmassage.

Ich kann mir auch gut eine Raumbeduftung mit Rosengeranie und Zitrone oder Limette bei einer Konferenz vorstellen. Es fördert eine lebhafte Kommunikation, lässt aber die Debatte nicht zu „hitzig" werden. Die Rosengeranie bringt uns im wahrsten Sinne des Wortes wieder auf die Sonnenseite des Lebens. Sie lässt uns etwas nachsichtiger mit uns selbst und unseren Mitmenschen umgehen – nach dem Motto: leben und leben lassen.

Auf der körperlichen Ebene ist Rosengeranie eines der Öle, die in einer Mischung zur Vorbeugung von Wundreiben oder Wundliegen nicht fehlen sollten. Zudem regt es den Lymphfluss an, was Heilungsprozesse mit unterstützt.

Botanischer Name / Familie	*Pelargonium graveolens* / Geraniaceae (Storchenschnabelgewächse)
Herkunft	Madagaskar, Réunion, Ägypten, Marokko
Verwendete Pflanzenteile	Blätter und Blüten
Gewinnung	Wasserdampfdestillation
Wichtige Inhaltsstoffe	Monoterpenole, Ester, Monoterpenketone, Sesquiterpene, Sesquiterpenole, Monoterpenaldehyde, Rosenoxide
Duftbeschreibung	Balsamisch, blumig bis grün, mit leichter Rosennote
Wirkungen körperlich	Hautregenerierend, wundheilungsfördernd, antiseptisch, antimikrobiell, lymphflussanregend, hormonmodulierend
Wirkungen psychisch	Ausgleichend, stärkend, harmonisierend, tröstend, schützend
Anwendungsmöglichkeiten	Bei strapazierter und gestresster Haut, zur Vorbeugung von Wundreiben und Wundliegen, in den Wechseljahren, bei hormoneller Dysbalance, bei seelischem Ungleichgewicht, Stress, zur Förderung von Gelassenheit
Aromamischungen in diesem Buch	<ul><li>Duftöl für K (DL)</li><li>Ruhekissen „Rosengeranie" (M)</li><li>Herz ist Trumpf (B); Blütenzauber (B)</li><li>Bella Vista (D)</li><li>Après Soleil (K)</li></ul>

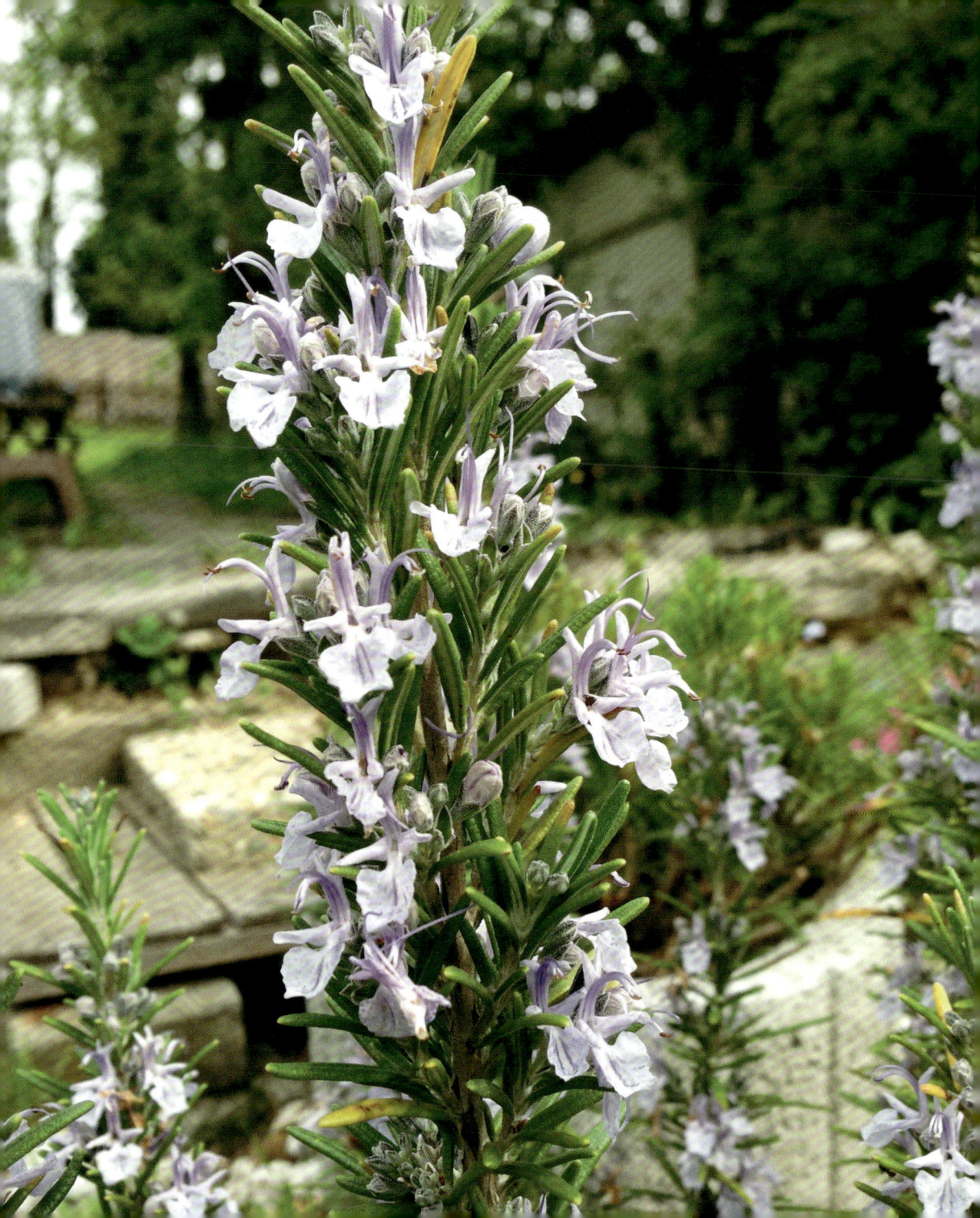

✻ Rosmarin – Wach auf, Du müder Krieger!

Nein, Rosmarin soll Sie jetzt nicht zum Kampfe animieren, ich fand lediglich den Ausspruch besonders passend für die aufrichtende, kreislaufanregende und konzentrationsfördernde Wirkung des Rosmarinöls. Die Botschaft könnte auch lauten: Pack´s an und konzentrier Dich aufs Wesentliche – Du schaffst es!

Allerdings muss man beim Rosmarin die verschiedenen Chemotypen (CT) unterscheiden, denn sie haben ein unterschiedliches Inhaltsstoffprofil mit jeweils anderen Wirkungen. Während Rosmarin CT Cineol ein ausgesprochenes „Morgenmuffel-Öl" ist, das den Kreislauf besonders nach Krankheit und Bettlägerigkeit wieder in Gang bringt, hilft Rosmarin CT Kampfer bei Muskelverspannungen nach anstrengenden Sportaktivitäten sowie bei Gelenk- und Muskelschmerzen.

Rosmarin CT Verbenon ist der Dritte im Bunde. Er entfaltet seine Stärke in Bauch- und Leberwickeln, weil er die Gallensaftsekretion fördert, die Darmperistaltik anregt, durchblutungsfördernd und krampflösend wirkt. Allen Dreien gemeinsam ist die mehr oder weniger belebende Wirkung.

Die durchblutungsfördernde Wirkung des Rosmarinöls können Sie zur Anregung des Haarwachstums nutzen, indem Sie sich z. B. ein Haaröl aus Sesam- und Kokosöl mit einigen Tropfen Rosmarin mischen. Das lassen Sie mindestens eine Stunde vor der Haarwäsche mit einem wärmenden Handtuch um den Kopf einwirken. Ideal ist auch die Anwendung während der Sauna, weil hier die intensive Wärme die Wirkung verstärkt.

> **Wichtiger Hinweis**
> Rosmarin enthält je nach Chemotyp mehr oder weniger Kampfer. Daher ist Rosmarin CT Kampfer nicht für Kinder oder Menschen mit Bluthochdruck oder mit Neigung zu Epilepsie geeignet. Schwangere sollten Rosmarin besser nur nach Rücksprache mit ihrer Hebamme verwenden. Ebenso sollte es nur bedingt und äußerst niedrig dosiert bei zarten und empfindsamen Personen eingesetzt werden

Toll ist Rosmarin auf langen Wanderungen. Wenn die Beine und Füße müde und schwer werden und Sie gerade an einem Bergbach Pause machen, erfrischen Sie doch Ihre müden Glieder, indem Sie sie mit kühlem Bachwasser und ein paar Tropfen Rosmarin einreiben.

Die starke antiseptische Wirkung von Rosmarin CT Cineol ist schon lange bekannt, im Mittelalter räucherte man damit Krankenzimmer aus. In der Antike wurde er für rituelle Räucherungen von der ärmeren Bevölkerung anstelle von echtem Weihrauch verbrannt.

Wenn Ihnen die geistige Arbeit über den Kopf wächst, und alles im Chaos zu versinken droht, hilft Rosmarin, wieder Struktur und Klarheit in Ihre Gedanken zu bringen. Vermischen Sie es hierfür zum Beispiel mit Zitrone oder Lemongrass in der Duftlampe.

Eine Fastenkur können Sie durch die Anwendung von regelmäßigen Leberwickeln mit Rosmarin CT Verbenon und weiteren entgiftenden ätherischen Ölen sehr wirkungsvoll unterstützen. Ich habe es ausprobiert!

Rosmarinsträucher finden Sie im gesamten Mittelmeerraum. In der Mittagshitze entfaltet sich der würzige, etwas feurige Duft am besten. Im Gegensatz zu seinem kräftigen Aroma stehen die zarten hellblauen Blüten. Zur Erinnerung an einen Spaziergang auf einer kroatischen Insel habe ich Rosmarin in meinem Naturparfüm „Apsyrtides" verwendet.

Botanischer Name / Familie	*Rosmarinus officinalis* / Lamiaceae (Lippenblütengewächse)
Herkunft	Gesamter Mittelmeerraum
Verwendete Pflanzenteile	Blühende Zweige
Gewinnung	Wasserdampfdestillation
Wichtige Inhaltsstoffe	Oxide, Monoterpene, Monoterpenketone, Monoterpenole; je nach CT in variablen Anteilen; CT Verbenon auch nennenswerter Estergehalt
Duftbeschreibung	Warm-würzig bis kampferartig (CT Kampfer), mit Weihrauch-Nachklang (CT Verbenon)
Wirkungen körperlich	Kreislaufanregend, blutdrucksteigernd, durchblutungsfördernd, stoffwechselanregend, schmerzlindernd, gallensekretionsfördernd, verdauungsfördernd, krampflösend, antimikrobiell, antiseptisch, schleimlösend, auswurffördernd (je nach CT mehr oder weniger)
Wirkungen psychisch	Konzentrationsfördernd, strukturierend
Anwendungsmöglichkeiten	Kreislaufschwäche, niedriger Blutdruck, Rekonvaleszenz, zum „in die Gänge kommen", vor und nach dem Sport, Muskelverspannungen, Gelenkbeschwerden, Leberbelastung, Entgiftungsunterstützung beim Heilfasten
Aromamischungen in diesem Buch	- Zauberwald (DL) - Apsyrtides (NP) - Licht des Südens (K) - Leberwickelöl (G)

◆ Sandelholz – Sinnlichkeit und Spiritualität jenseits von Raum und Zeit

Der samtig balsamische und fein-holzige Duft von Sandelholz ist so entschleunigend, dass Stress und Hektik vollkommen von uns abfallen; irdische Probleme verlieren an Bedeutung.

Für Yoga-Praktizierende und Interessierte am östlichen Verständnis der menschlichen Gesundheit ist Folgendes bemerkenswert: Die ayurvedische Lehre ordnet dem Sandelholz sowohl das 2. Chakra (Sakralchakra) als auch das 7. Chakra (Kronenchakra) zu. Sinn und Sinnlichkeit verbinden sich so zu einer allumfassenden Einheit. Dadurch bekommt Sandelholz etwas Transformierendes, was in tantrischen Schulen gelehrt wird.

Sandelholzduft imitiert auf subtile Weise menschlichen Intimgeruch, er erinnert ein wenig an Androstenon, einen Stoff aus dem männlichen Achselschweiß. Es ist wohl eines der Geheimnisse, warum Sandelholz in niedriger Konzentration Menschen beiderlei Geschlechts tief berührt.

Sandelholz ist wieder eines der besonders kostbaren Öle, denn es kann erst nach 30 Jahren aus dem Kernholz des Baumes in einem aufwendigen Verfahren destilliert werden. Zeit scheint bei Sandelholz wirklich keine Rolle zu spielen. Je älter es wird, desto besser entwickelt sich sein Duft, es reift immer weiter. Ich glaube, Sandelholzöl wird niemals schlecht. Natürlich gibt es von Sandelholz auch wieder die 10 %ige Jojobawachs-Verdünnung.

Um Raubbau zu vermeiden, hat die indische Regierung die Gewinnung von Sandelholzöl und den Handel gesetzlich reglementiert. Dennoch floriert der illegale Handel als einträgliches Geschäft. **Achtung:** Nur bei dem ostindischen *Santalum album* handelt es sich um echtes Sandelholzöl, beim westindischen dagegen um Amyris mit bei weitem nicht so umfassenden Eigenschaften. Sandelholz ist eines der am meisten gefälschten Öle. Seine Verarbeitung in Parfüms und Räucherstäbchen übersteigt die Welt-Jahresproduktion – da muss also etwas „faul" sein.

Sandelholzduft führt uns zu innerer Ruhe wie eine große langgezogene Welle, die sanft am Strand ausläuft. Das macht sich auch auf der Haut bemerkbar, denn das sehr hautpflegende Öl besänftigt nervösen Juckreiz.

Sandelholz löst auf sanfte Weise Blockaden, hilft Gegensätze zu überwinden und bringt das Leben wieder in seinen Fluss.

Etwas ganz Besonderes sind so genannte Attars: Sie entstehen bei der Destillation von Blütenölen über Sandelholz. Ich will nicht zu sehr abschweifen, aber den Rosen-Attar muss ich einfach erwähnen. Sein Duft ist dermaßen phantastisch und verführerisch – das sollten Sie selbst einmal riechen! Ich konnte nicht widerstehen und habe mir dieses duftende Juwel, das gar nicht immer im Handel erhältlich ist, geleistet.

Botanischer Name / Familie	*Santalum album* / Santalaceae (Sandelholzgewächse)
Herkunft	Ostindien
Verwendete Pflanzenteile	Kernholz über 30-jähriger Bäume
Gewinnung	Wasserdampfdestillation
Wichtige Inhaltsstoffe	Sesquiterpenole (v. a. Santalole), Sesquiterpene, Sesquiterpenaldehyde und -ketone
Duftbeschreibung	Balsamisch-warm, holzig, leicht süß
Wirkungen körperlich	Hautpflegend und -regenerierend, entzündungshemmend, wundheilungsfördernd, hormonmodulierend
Wirkungen psychisch	Emotional sehr ausgleichend, harmonisierend, inspirierend, regt Phantasie und Kreativität an
Anwendungsmöglichkeiten	Hautpflege, Wohlfühl-Mischungen in stressigen Zeiten, zur sinnlichen Anregung, begleitend bei Yoga oder Meditation
Spannendes aus der Forschung	Vor wenigen Jahren entdeckten Forscher von der Ruhr-Universität Bochum um Prof. Hanns Hatt und Dr. Daniela Busse „Riechrezeptoren" für Sandelholzduft in der Haut. Deren Aktivierung fördert die Regeneration von Hautzellen. Hierdurch kann die Wundheilung bis zu einem Drittel beschleunigt werden (vgl. S. 15).
Aromamischungen in diesem Buch	▪ Duftöl für M (DL) ▪ Stress lass nach (B); Blütenzauber (B) ▪ Route „55" (D) ▪ Hesperiden Traum (NP) ▪ Gesichtsöl (G) ▪ Que Sera (D, K, NP) ▪ Ananda (K, NP) ▪ So Sein (D, K) ▪ Après Soleil (K)

🌿 Teebaum – Strenger Geruch, schnelle Hilfe

Teebaum ist, ein „Modeöl": Jeder kennt es, obwohl es überhaupt nicht fein riecht. Was ist dran an seinem Erfolg?

Nun, es ist wissenschaftlich sehr gut erforscht, besonders seine desinfizierende und antibakterielle Wirkung – auch bei Problemkeimen. Daher hat es großes Interesse in der Dermatologie geweckt. Es wirkt aber nicht nur gegen viele Bakterien, sondern auch gegen Viren, Pilze und Parasiten. Weitere heilende Eigenschaften sind bekannt, die seine breite Verwendung begründen. Es ist neben Lavendel das Öl bei Insektenstichen, es desinfiziert Pickel, unterstützt die Wundheilung und bekämpft in verdünnter Form Schleimhautentzündungen, z. B. der Mundschleimhaut, um nur einige Anwendungsmöglichkeiten zu nennen.

Dies führte jedoch zu einem recht unkritischen „Hype". Teebaumöl musste für alles herhalten. Es wurde in großen Mengen produziert und gekauft – manch einer verlangte 50- oder gar 100 ml-Flaschen – und es wurde übermäßig verwendet. Dabei übersah man völlig die äußerst geringe Haltbarkeit von Teebaumöl. Besonders bei falscher Lagerung (Licht, Sauerstoff) bildet es leicht hautreizende Peroxide, die man nicht riecht, und die sich gerne in nur wenig gefüllten Flaschen bilden. Ein Zuviel in der Anwendung ist oftmals ein weiterer Grund für eine Unverträglichkeit. Zudem ruft die große Nachfrage mal wieder Panscher auf den Plan, sodass eine Menge qualitativ minderwertiger Teebaumöle im Handel sind. Es lohnt sich also hier (wie sonst auch!) besonders, das Etikett genau zu studieren.

Ich habe selber keine Mischungen mit Teebaumöl entwickelt, weil ich zur Desinfektion und Behandlung kleiner Wunden mit der Rose-Teebaumessenz aus der Bahnhof-Apotheke Kempten beste Erfahrungen habe. Informationen hierzu und besonders zum fachgerechten Umgang mit dieser Aromamischung erhalten Sie in der Bahnhof-Apotheke, aus dem Buch *Bewährte Aromamischungen* von Ingeborg Stadelmann und auch von mir (Adressen im Anhang).

Botanischer Name / Familie	*Melaleuca alternifolia /* Myrtaceae (Myrtengewächse)
Herkunft	Australien, Subtropen
Verwendete Pflanzenteile	Blätter und Zweigspitzen
Gewinnung	Wasserdampfdestillation
Wichtige Inhaltsstoffe	Variable Gehalte an Monoterpenen und Monoterpenolen sowie Cineol und weiteren, abhängig von Standort und Erntezeit
Duftbeschreibung	Streng, würzig bis scharf
Wirkungen körperlich	Desinfizierend, antimikrobiell, breites antibakterielles Spektrum, wundheilungsfördernd, entzündungshemmend
Wirkungen psychisch	Stabilisierend
Anwendungsmöglichkeiten	Insektenstiche, Wunddesinfektion, entzündete Pickel, Zahnfleischentzündung

◆ Tonkaextrakt – Erinnerungen werden wach

Ein Duft, der in Erinnerungen schwelgen lässt: Waldmeister-Lollies oder Waldmeister-Wackelpudding aus Kindheitstagen, sommerliche Heuwiesen beim Bergbauern; bei vielen Menschen weckt er auch Assoziationen an den Geruch von Mandeln, Marzipan und Weihnachtsplätzchen. Wie auch immer, wir verbinden mit ihm Angenehmes – ein Stückchen heile Welt, möchte ich fast sagen.

Tonka wird mit Alkohol aus der Tonkabohne, dem Samen des tropischen Tonkabaumes extrahiert. Das ätherische Öl besteht hauptsächlich aus sehr hautfreundlichen Cumarinen und wird in Weingeist gelöst angeboten.

Tonka duftet nicht nur sehr fein, sondern wirkt auch schmerzlösend und eignet sich daher als Begleiter in allen Mischungen bei Muskelschmerzen und -verspannungen. Darüber hinaus gibt es uns ein Stück Urvertrauen zurück. Das kann sicher nichts schaden, wenn man gerade von Schmerzen geplagt wird.

Immer wenn ein Mensch Trost braucht oder sich einsam und allein fühlt, schenkt Tonka eine wärmende Hülle aus Zuversicht und Geborgenheit. Es lädt Groß und Klein zum gemütlichen Kuscheln ein. Sehr schön entfaltet sich das Aroma in einer winterlichen Mischung für die Duftlampe oder einem Entspannungsbad nach einem anstrengenden Arbeitstag. Verwöhnen Sie sich und Ihre Lieben doch mal mit einem Massageöl aus Tonka, römischer Kamille und Ylang Ylang in Mandelöl. Das ist Entspannung pur!

Tonka verbindet sich sehr schön mit Orange oder Mandarine, gibt aber auch Nadelholzmischungen eine „heimelige" Note.

Botanischer Name / Familie	*Dipteryx odorata* / Fabaceae (Schmetterlingsblütengewächse)
Herkunft	Südamerika, tropisches Afrika
Verwendete Pflanzenteile	Tonkabohnen (Samen)
Gewinnung	Extraktion der gemahlenen Samen mit Alkohol
Wichtige Inhaltsstoffe	Cumarine
Duftbeschreibung	Warm, süß, marzipanähnlich, stark an Waldmeister erinnernd
Wirkungen körperlich	Schmerzlindernd, erwärmend, entspannend, hautregenerierend
Wirkungen psychisch	Tröstend, ausgleichend, stimmungsaufhellend, nervlich ausgleichend
Anwendungsmöglichkeiten	Stress, Ängste, Trauer, Einsamkeit, Schlafstörungen, Schmerzen
Aromamischungen in diesem Buch	<ul><li>Wenn´s draußen schneit (B)</li><li>Waldweihnacht (DL)</li><li>Stark Sein (NP)</li><li>Muskel- und Nervenöl (M)</li><li>Sommerwiese (K)</li><li>Felsendohle (D, K)</li></ul>

◆ Vanilleextrakt – Die Süße des Lebens

Wir alle kennen Vanille als Gewürz, und der Alkoholextrakt aus der Schote ist wieder so ein Duft aus Kindertagen, der hilft, wenn es das Leben gerade sehr ernst mit uns meint. Für Kinder sowieso geeignet, stimmt er auch Erwachsene heiter und versöhnlich in misslichen und gereizten Stimmungslagen. Eine ruhige Gelassenheit macht sich breit.

Vanille ist aber auch ein sehr verführerischer Duft, besonders in Kombination mit Blütenölen wie Jasmin, Rose oder Ylang Ylang und vielleicht einem Hauch Vetiver. Wer das zu balsamisch findet, kann etwas Bergamotte, Mandarine oder Orange zufügen. Lassen Sie Ihre Phantasie spielen, wenn Sie schon ein bisschen Erfahrung im Mischen haben. Sie werden erstaunt sein, welch wundervolle Duftkompositionen Sie entwickeln, wenn Sie sich von Ihrer Intuition und Nase leiten lassen.

Tauchen Sie ab in ein Verwöhnbad, umhüllen sich mit einem individuellen Naturparfüm oder gönnen Ihrem kleinen Kind eine schöne entspannende Massage nach der Aufregung in Schule oder Kindergarten. Es gibt so viele Möglichkeiten für „süße" Momente im Leben.

Die Vanilleschote ist in frischem Zustand geruchlos, ihr charakteristischer Duft entwickelt sich erst durch sorgfältige Fermentation. Das ist ein biotechnologischer enzymatischer Prozess, oft unter dem Einfluss von auf der Pflanze vorhandenen Mikroorganismen.

Die Inhaltsstoffe des Vanilleextraktes sind vielfältig, wohingegen Vanillinzucker nur das Vanillin, also einen einzigen Stoff enthält. Vanillin wird heutzutage in großem Umfang aus dem Holzbestandteil Lignin, einem Nebenprodukt der Papierherstellung gewonnen. Das ist preisgünstig und deckt die immense weltweite Nachfrage. Testen Sie jedoch mal den Unterschied zwischen dem samtig runden Aroma von echter Vanille und dem eher aufdringlichen von Vanillin. Es ist wie der Unterschied zwischen bunt und nur einer Farbe. Auch wenn Vanillin der mengenmäßige Hauptbestandteil des Öls ist, so sind die anderen, manchmal nur in Spuren vorhandenen Inhaltsstoffe, doch von hoher Duft- und Wirkintensität. Es ist wie immer das Ganze, das eine Komposition ausmacht.

Sie können sich selber ein schönes Basisöl mit Vanilleduft oder einen eigenen Vanillezucker herstellen, indem Sie einige Vanilleschoten längs aufritzen und in das Öl (Aprikosenkern-, Mandel- oder Sesamöl) bzw. den Zucker stellen. Nach vier bis sechs Wochen an einem warmen dunklen Ort füllen Sie das Öl in eine saubere dunkle Glasflasche um. Für den Vanillezucker kratzen Sie das Mark aus den aufgeschlitzten Schoten heraus und vermischen es mit dem Zucker, lassen aber zur Intensivierung die ausgekratzten Schoten einfach zusätzlich drin stecken.

Botanischer Name / Familie	*Vanilla planifolia* / Orchidaceae (Orchideengewächse)
Herkunft	Réunion, Madagaskar, Karibik
Verwendete Pflanzenteile	Fermentierte Schoten
Gewinnung	Extraktion mit Alkohol
Wichtige Inhaltsstoffe	Vanillin, aromatische Ester und Alkohole (in Spuren)
Duftbeschreibung	Warm, süß, lieblich, weich
Wirkungen körperlich	Entspannend, leicht schmerzstillend und krampflösend
Wirkungen psychisch	Entspannend, beruhigend, besänftigend, stresslösend, emotional ausgleichend, Geborgenheit vermittelnd
Anwendungsmöglichkeiten	Disharmonien, Frust, Ärger, Schlafstörungen, schmerzhafte Verspannungen
Aromamischungen in diesem Buch	<ul><li>Kaminstunde (DL)</li><li>Sonnenlaube (K, NP)</li><li>Mondfee (K)</li><li>Samtpfötchen (M)</li><li>Malavako Handcreme; Malaneva Handcreme</li><li>Blütenzauber (B)</li></ul>

◆ Vetiver – Das Geheimnis von Mutter Erde

Neulinge in der Welt der Düfte lehnen Vetiver meist ab – zu schwer, zu erdig, zu tief, zu modrig. Aber irgendwann kommt die Wandlung. Hinter all der erdigen Schwere erahnen wir die geheimnisvolle Süße: wie aus einer tiefen Höhle einem Rubin gleich mit dunkelrotem Licht aus dem Schoß von Mutter Erde aufsteigend. Das klingt jetzt sehr poetisch, gibt aber genau meine Assoziation zu diesem außergewöhnlichen Öl wieder. Außergewöhnlich sind auch seine Intensität und seine Zähflüssigkeit. Vetiveröl lässt sich nicht aus dem Fläschchen tropfen, deshalb ist es als einziges ätherisches Öl mit einem kleinen Spatel im Verschluss versehen.

Vetiver ist ein stark erdendes Öl, das zu den eigenen Wurzeln führt. Damit ist es eine große Hilfe für geistig arbeitende Menschen, die vor lauter Kopflastigkeit die Bodenhaftung verlieren. Es führt zur inneren Mitte, verbindet mit dem Bauchhirn und öffnet den Weg, um wieder voller Urvertrauen Gefühle leben zu können. Diese Wirkung entfaltet es im Bad, in einem Körperöl oder Naturparfüm – immer zusammen mit anderen Düften – aber nicht in der Duftlampe. Dafür ist dieses Öl einfach zu zäh, zu schwer und im wahrsten Sinne des Wortes zu „erdverbunden".

In der Parfümerie ist Vetiver ein gefragtes und starkes Fixativ, das die anderen Düfte lange auf der Haut hält. Bisher lässt es sich nach Aussagen eines Parfümeurs nicht durch synthetische Herstellung ersetzen und ist dadurch unverzichtbar.

Obwohl sehr hautverträglich, hat Vetiver seine Stärken eindeutig im psychischen Bereich. Dosieren Sie es bitte immer äußerst sparsam, ein winziges Tröpfchen am Spatel genügt. Ein Zuviel werden Sie so schnell nicht wieder los, auch nicht durch Abwaschen!

Lassen Sie sich an die Hand nehmen von Mutter Erde, und kräftigen Sie Ihr Wurzelchakra. Es ist das Fundament, auf dem alles andere aufbaut. So entsteht ein stabiler Schutz vor seelischen Belastungen und Verletzungen.

Vetiveröl wird aus den Wurzeln (wie könnte es anders sein!) eines tropischen Grases gewonnen. Nach der Destillation muss es ca. sechs Monate reifen, um seinen vollen Duft zu entwickeln.

Botanischer Name / Familie	*Vetiveria zizanoides* / Poaceae (Süßgräser)
Herkunft	Indien, Réunion, Java, Seychellen
Verwendete Pflanzenteile	Wurzeln
Gewinnung	Wasserdampfdestillation
Wichtige Inhaltsstoffe	Sesquiterpene, Sesquiterpenole, Sesquiterpenketone
Duftbeschreibung	Tief, erdig, modrig, balsamisch-süß, mit leichter Veilchen-Unternote
Wirkungen körperlich	Hautregenerierend, juckreizstillend, entzündungshemmend, immunstimulierend, hormonell ausgleichend
Wirkungen psychisch	Erdend, stabilisierend, aufbauend, nervenberuhigend und nervenstärkend
Anwendungsmöglichkeiten	Kopflastigkeit, seelische Erschöpfung, hormonelle Umbrüche, Burnout, Schlafstörungen, diffuse Ängste, innere Unruhe
Aromamischungen in diesem Buch	- Herz ist Trumpf (B) - Stark Sein (NP) - Sonnenlaube (K, NP) - Sommerwiese (K); Mondfee (K)

✷ Wacholderbeere – Reinigung und Entschlackung

Der kräftige, herb-holzig-krautige Duft von Wacholderbeere ist für mich eine sehr tiefgehende, fast schon gar keine Kopfnote mehr. Es ist ein Geruch, den man eher mit körperlichen Aspekten in Verbindung bringt als mit geistig-seelischen. Dennoch, wir wissen ja, der Körper beeinflusst die Seele genauso wie auch umgekehrt. Es ist also in Wahrheit sinnlos, hier eine Trennlinie zu ziehen.

Haben Sie schon einmal ein Heilfasten durchgeführt – allein, in der Gruppe oder vielleicht als Fastenwanderwoche mit Meditationseinheiten? Hier ist das Wacholderbeeröl ein exzellenter Begleiter. Es wirkt durchblutungsfördernd und regt die Leber- und Nierentätigkeit an; gute Voraussetzungen, um es in einem Leberwickel anzuwenden. Ich habe es in meiner Rezeptur kombiniert mit Rosmarin Verbenon, Ingwer und Kardamom: Ingwer lindert krampfartige Verdauungsbeschwerden, die sich in den ersten Tagen des Fastens gerne zeigen. Kardamom regt Agni, das Lebens- und Verdauungsfeuer an. Wieso Verdauungsfeuer anregen, wo es doch nichts zu essen gibt? – fragen Sie sich vielleicht. Im Darm befinden sich gerade zu Beginn des Fastens noch so viele „Restbestände" an mehr oder weniger Unverdautem, das sonst so vor sich hin gärt. Hier gilt es schon, für eine gute Verdauung zu sorgen, um den Körper in seinem Reinigungs- und Entgiftungsprozess zu unterstützen. Ein ordentliches Lebensfeuer verleiht außerdem Energie, um das Fasten leichter durchzuhalten und Fastenkrisen besser zu überstehen.

Rosmarin Verbenon tut durch seine Leber-Galleanregung ein Übriges dazu; ich habe ihn schon weiter vorne beschrieben. Näheres zur Durchführung eines Leberwickels finden Sie auch im Rezeptteil weiter unten. Ganz wichtig ist das ausreichende Nachruhen – mindestens eine halbe Stunde.

Saunagänge sind ebenfalls eine wunderbare Möglichkeit, um nicht nur das Immunsystem, Kreislauf und Gefäße zu trainieren, sondern auch den Körper zu entgiften. Schließlich ist die Haut unser größtes Organ. Sie besitzt die weitaus größte Oberfläche, über die Schadstoffe beim Schwitzen nach außen geleitet werden. In der Kombination von Wacholderbeere mit Nadelholzölen, wie beispielsweise Latschenkiefer, Weißtanne, Douglasie oder Zirbelkiefer entsteht zusätzlich noch ein befreiender Effekt für die Atemwege. Eine intensive Entschlackung erreichen Sie, wenn Sie Ihren duschnassen Körper vor dem 2. Saunagang mit einer Mischung von ca. 8 Tropfen Wacholderbeeröl in ca. 2 Esslöffeln fettem Öl einreiben. Im Ayurveda gilt Sesamöl als besonders entgiftend.

Schwere Beine nach langem Stehen werden wieder leichter durch eine kühle Waschung mit Wacholderbeere und adstringierender (zusammenziehender) Zypresse. Die Waschbewegungen sollten dabei immer von der Peripherie zum Herzen hin erfolgen. Zusätzlich wird das Bindegewebe gestrafft.

Wacholderbeere ist bei Muskelkater und Verspannungen im Massageöl sehr hilfreich. Sie regt die Durchblutung und den Hautstoffwechsel an und sorgt somit für einen besseren Abtransport von Entzündungsstoffen. Zudem sind ihre Inhaltsstoffe schmerzlindernd.

Botanischer Name / Familie	*Juniperus communis* / Cupressaceae (Zypressengewächse)
Herkunft	Mittelmeerraum
Verwendete Pflanzenteile	Reife Beeren
Gewinnung	Wasserdampfdestillation
Wichtige Inhaltsstoffe	Monoterpene, Monoterpenole, Sesquiterpene
Duftbeschreibung	Kräftig, holzig-krautig, herb
Wirkungen körperlich	Entschlackend, verdauungsfördernd, durchblutungsfördernd, schmerzlindernd
Wirkungen psychisch	Reinigend, stärkend, aufrichtend, ganzheitlich Energie spendend (auch in Krisensituationen)
Anwendungsmöglichkeiten	Entschlackung, Entgiftung, Bindegewebsschwäche, geistig-seelische Erschöpfung
Aromamischungen in diesem Buch	▪ Leberwickelöl (G) ▪ Muskel- und Nervenöl (M) ▪ Peeling entschlackend

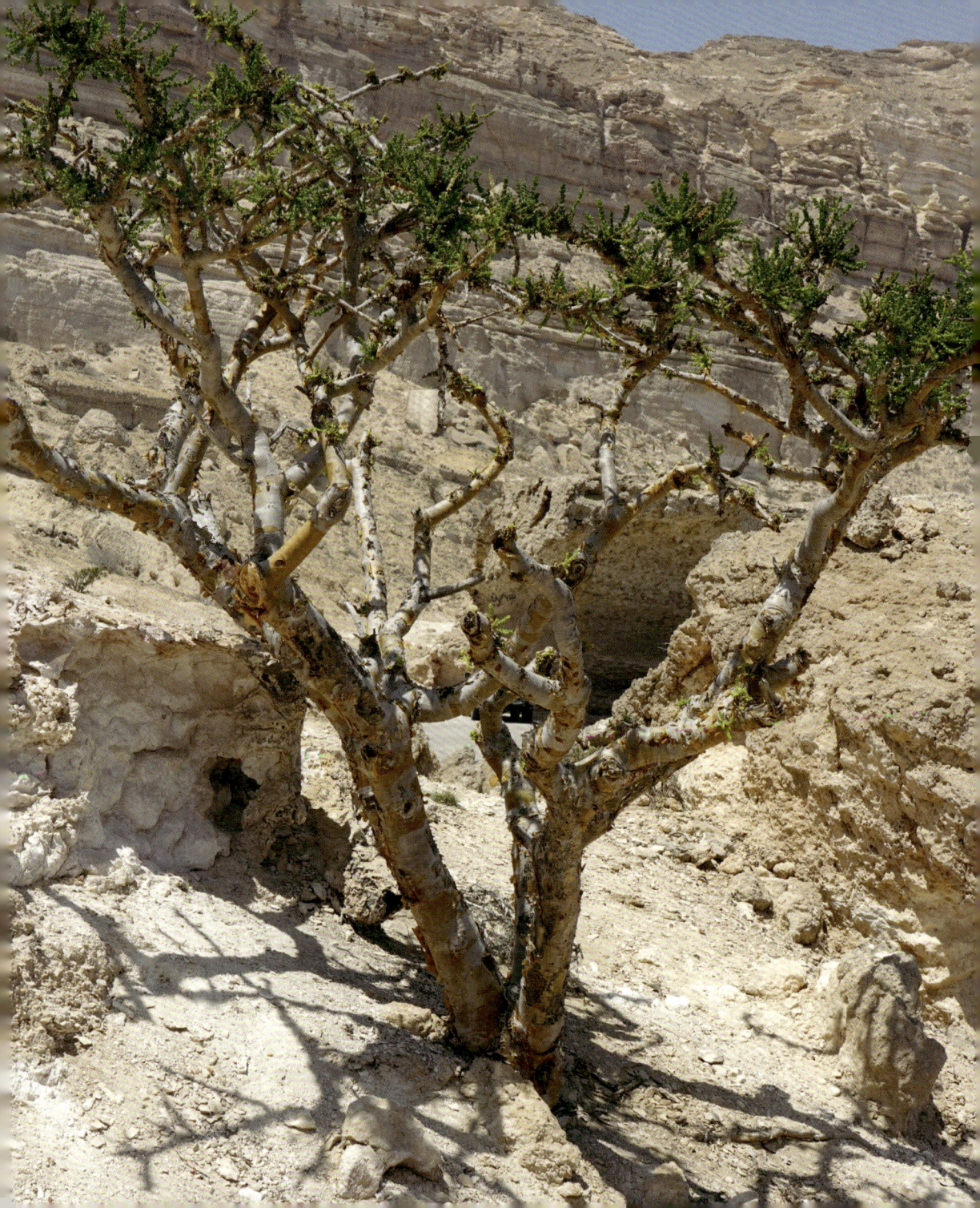

◆ Weihrauch arabisch – Erhaben und einzigartig berührend

Dem Weihrauch haftete lange Zeit ein Mythos an. Seine Herkunft wurde streng geheimgehalten, und die Handelswege – die berühmte Weihrauchstraße – wurden gut überwacht. Die Weihrauchbäume wie auch die Myrrhebäume, die Pharaonin Hatschepsut aus Somalia, dem einst sagenhaften „Punt", nach Ägypten bringen ließ, konnten dort nicht gedeihen. Generell sind die auf äußerst karger Erde wachsenden Weihrauchbäume schwer kultivierbar.

Bereits im Namen Weihrauch klingt das Heilige an: Das Harz wurde seit jeher für religiöse Riten verbrannt. Weihrauch war Bestandteil des „Tempelparfüms" (2. Buch Mose) und des katholischen Salböls. Bei Bestattungszeremonien stellte der Rauch eine Verbindungsbrücke vom Irdischen zum Göttlichen dar und sollte den Toten ihre Reise in die Ewigkeit erleichtern.

Eine Parallele findet sich in der Chakrenlehre: Weihrauch verbindet wirkungsvoll das Wurzel-Chakra mit dem Scheitel- oder Kronen-Chakra. Diese Verbindung symbolisiert den großen Kreislauf von Geist und Materie und zeigt die Untrennbarkeit von Körper, Geist und Seele. Weihrauch berührt den göttlichen Funken, der in jedem von uns steckt – vielleicht berührt er daher unsere Seelen ganz besonders?

Bei Weihrauch denken wir sofort auch an Myrrhe, zusammen mit Gold kostbare Gaben, die auch die drei Weisen aus dem Morgenland dem Jesus-Kind darbrachten.

Weihrauch und Myrrhe sind seit jeher der Inbegriff des Räucherns. Myrrhe symbolisierte das weibliche, dunkle, mit der Nacht verbundene, und Weihrauch das männliche aktive, mit dem Tag verbundene Prinzip. Deutlich erkennbar wird hier wieder das Zusammenbringen der Dualität in unserer Welt.

Das Weihrauch-Harz wird durch vorsichtiges Anschneiden der Baumrinde gewonnen. Eine zähe, milchige, klebrige Masse tritt aus und erstarrt zu hellgelben bis braunen „Tränen". Das ätherische Öl erhält man durch Wasserdampfdestillation des Harzes.

Dem Weihrauch wird eine gute Wirkung bei rheumatischen Erkrankungen zugeschrieben, allerdings nur dem Harz, denn die entzündungshemmend wirkenden Inhaltsstoffe (Boswelliasäuren) gehen nicht ins ätherische Öl über.

Aufgrund des starken seelischen Bezugs eignet sich ätherisches Weihrauchöl vor allem bei psychischen Dysbalancen und mentaler Erschöpfung. Es ist ein hervorragend geeignetes Öl in einer Aromamischung für Meditationen. Weihrauch harmoniert sehr gut mit Myrrhe, Sandelholz, Narde, Benzoe Siam, Koriandersamen, Myrte, Zeder und Blütendüften.

Vom Weihrauch gibt es verschiedene Varietäten mit unterschiedlichem Inhaltsstoffprofil: *Boswellia sacra* oder *Boswellia carteri* – arabischer Weihrauch und *Boswellia serrata* – indischer Weihrauch. In der Aromatherapie wird vorwiegend der arabische Weihrauch verwendet.

Botanischer Name / Familie	*Boswellia sacra, B. carterii* / Burseraceae (Balsambaumgewächse)
Herkunft	Somalia, Jemen, Eritrea, Äthiopien
Verwendete Pflanzenteile	Harz
Gewinnung	Wasserdampfdestillation
Wichtige Inhaltsstoffe	Monoterpene, Monoterpenole, Monoterpenester, Monoterpenketone; alle in sehr variablem Gehalt je nach Herkunft
Duftbeschreibung	Balsamisch-voll, tiefgehend, leicht harzig-süß
Wirkungen körperlich	Zellregenerierend, Narbenbildung fördernd, antiseptisch, atemvertiefend und -verlangsamend
Wirkungen psychisch	Geistig zentrierend, inspirierend, resilienzfördernd, ganzheitlich stärkend und entspannend
Anwendungsmöglichkeiten	Meditation, Naturparfüm zur seelischen Stabilisierung, Sterbebegleitung
Aromamischungen in diesem Buch	- Duftöl für M (DL); Zauberwald (DL); Waldweihnacht (DL) - Felsendohle (D)

Weißtanne – Am Kraftort einer Waldlichtung

Tannen verströmen wohl den feinsten und schönsten aller Nadelholzdüfte. Er geht sofort zu Herzen und dringt tief in unsere Seelen ein. Dort entfacht er ein mildes, freundliches Licht.

Bereits unseren keltischen und germanischen Vorfahren galt die Tanne als ein Symbol für Licht, Stärke und Hoffnung. Der Magie dieses Duftes kann man auf einer einsamen Waldlichtung, umringt von dunklen Tannen besonders gut nachspüren. Probieren Sie es aus – Sie werden gestärkt an Leib und Seele nach Hause kommen. Das liegt sicher an dem außergewöhnlich hohen Gehalt an Monoterpenen, die in einem solchen Tannenwald in der Luft liegen. Daraus erklärt sich auch die hervorragende raumdesinfizierende Wirkung von Weißtannenöl. Es ist aber nicht nur die stark antiseptische Wirkung, sondern auch der wohltuend stimulierende Effekt auf die Atmungsorgane, der dieses Öl zu einem idealen Raumduft in Erkältungszeiten, Krankenzimmern und natürlich auch in der Sauna macht.

Gerade in der Sauna kann man Weißtanne sehr gut mit anderen Nadelholzölen kombinieren. Besonders Zirbelkiefer ist hier mein Favorit. Wer es etwas frischer liebt, gibt noch ein paar Tropfen Zitrone dazu, samtiger wird der Duft mit Lavendel oder Tonka.

Lassen Sie an einem Sommerabend doch mal die Elfen tanzen – mit Weißtanne, Neroli und einer Spur Jasmin und Sandelholz in der Duftlampe. Auch Rose eignet sich natürlich zur Kombination, um ihren persönlichen Sommernachtstraum entstehen zu lassen.

Botanischer Name / Familie	*Abies alba* / Pinaceae (Kieferngewächse)
Herkunft	Deutschland, Österreich, Balkan, Frankreich
Verwendete Pflanzenteile	Nadeln und junge Zweige
Gewinnung	Wasserdampfdestillation
Wichtige Inhaltsstoffe	Monoterpene, Ester
Duftbeschreibung	Warm-frisch, lichtvoll, weich, balsamisch, leicht harzig, heimelig
Wirkungen körperlich	Antiseptisch, immunstimulierend, schleimlösend, durchblutungssteigernd
Wirkungen psychisch	Stimmungsaufhellend, ganzheitlich stärkend, schützend
Anwendungsmöglichkeiten	Raumduft bei Erkältung, Erschöpfungszuständen, „um den Wald nach Hause zu holen", Rekonvaleszenz, Sauna
Aromamischungen in diesem Buch	▪ Waldweihnacht (DL) ▪ Felsendohle (D, K)

🌼 Ylang Ylang – Bezaubernde Weiblichkeit

Der faszinierende Blütenduft aus der Blume der Blumen, wie Ylang Ylang übersetzt heißt, ist für mich der Inbegriff von zauberhafter Weiblichkeit – betörend wie Jasmin, aber von größerer Leichtigkeit. Der Duft setzt wirklich verführerisch-sinnliche Akzente. Wenn das nicht so gewünscht ist, dosieren Sie ihn nur äußerst sparsam und am besten in Kombination mit Zitrusnoten.

Wenn der Alltag alles grau erscheinen lässt, nur noch Stress und Hektik vorherrschen und Gefühle nicht mehr gelebt werden dürfen, dann ist es allerdings Zeit für Ylang Ylang – vielleicht in einem abendlich-entspannenden Bad oder einem durchaus verführerischen Naturparfüm. Die Welt wird wieder bunt und rund, Lebensfreude, Phantasie und Kreativität kehren zurück – ein kleines Stück vom Paradies eben.

Finden Sie die für sich selbst passende Kombination heraus: leicht und spritzig mit Zitrusnoten oder bezaubernd blumig mit Jasmin, Rose, Neroli und etwas Sandelholz, Vanille oder, falls das zu süß erscheint, Vetiver.

In einer Après Soleil-Mischung oder einem Haarpflegewachs mit Kokosöl und Limette entfaltet Ylang Ylang einen wahren „Karibik"-Zauber.

Die Blüten des immergrünen, auf den Philippinen, den Komoren und auf Madagaskar wachsenden Baumes werden ganzjährig sorgsam von Hand geerntet und sofort der Destillation zugeführt.

Ylang Ylang wird oft in Fraktionen destilliert. Das bedeutet, man entnimmt ätherisches Öl schon nach bestimmten Teilabschnitten der Destillation. Das schönste und harmonischste Öl ist jedoch Ylang Ylang komplett. Hier wird das komplette Öl erst nach der bis zu 20-stündigen vollständigen Destillation gewonnen. Es hat ein anderes Inhaltsstoffprofil als Ylang Ylang extra, das schon nach kürzerer Destillationszeit entnommen wird.

Auf der körperlichen Ebene bringt der Duft von Ylang Ylang den Atem zur Ruhe, das heißt, sein Rhythmus wird tiefer und langsamer. Der Blutdruck senkt sich etwas ab. Wir werden heiter ausgeglichen.

Ylang Ylang stärkt unsere intuitive, kreativ-phantasievolle Seite; ich kann es mir sehr inspirierend für das künstlerische Schaffen vorstellen. Grenzen verschwimmen, Blockaden werden abgebaut, und ungeahnte Möglichkeiten eröffnen sich auf einmal.

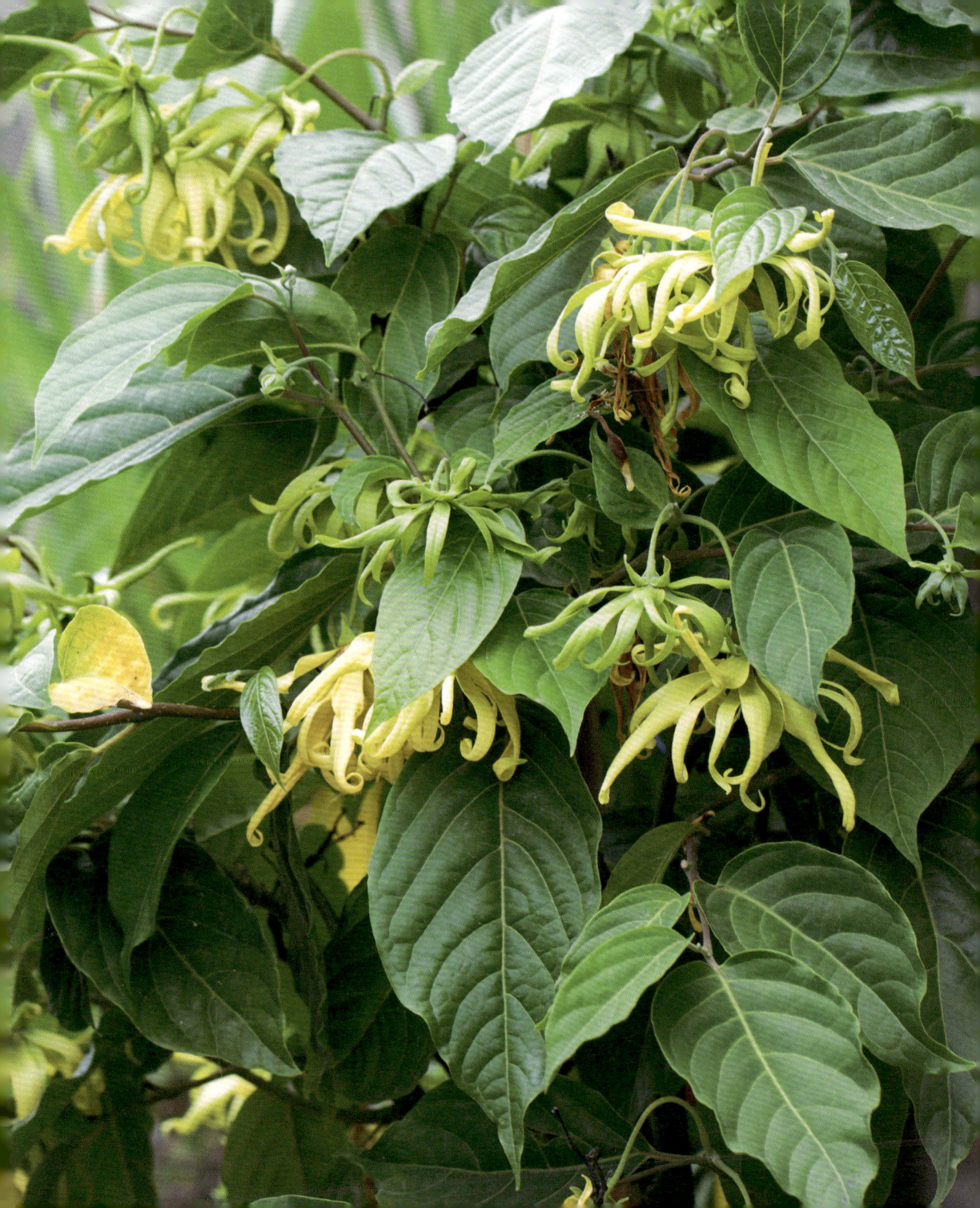

Botanischer Name / Familie	*Cananga odorata* / Annonaceae (Flaschenbaumgewächse)
Herkunft	Komoren, Madagaskar
Verwendete Pflanzenteile	Blüten
Gewinnung	Wasserdampfdestillation
Wichtige Inhaltsstoffe	Sesquiterpene, aromatische Ester, Monoterpenole, Ether, Ester (Ylang Ylang komplett)
Duftbeschreibung	Blumig, süß, voll, exotisch
Wirkungen körperlich	Blutdrucksenkend, atemfrequenzsenkend, entspannend
Wirkungen psychisch	Stimmungsaufhellend, euphorisierend, ausgleichend
Anwendungsmöglichkeiten	Raumduft, Naturparfüm, Aromabad bei Stress, Burnout, Gefühlskälte; Wohlfühlmischungen
Spannendes aus der Forschung	Die Inhalation von Ylang Ylang bewirkt eine ganzheitliche Harmonisierung, Blutdruck und Herzfrequenz sinken, während Wachheit und Aufmerksamkeit steigen. Dies zeigte eine thailändisch-österreichische Studie aus 2004.
Aromamischungen in diesem Buch	• Herz ist Trumpf (B) • Ananda (K, NP) • So Sein (D, K)

♣ ♦ Zeder – Souveräne Kraft und Ruhe

Die Zeder ist ein majestätischer Baum, Kraft und Würde ausstrahlend, genauso wie ihr voll-warm und holzig-balsamisch duftendes ätherisches Öl. Es vermittelt eine gelassene Souveränität; gerade in turbulenten Zeiten des Umbruchs und Wandels führt es mit starker Hand durch Ängste und Unsicherheiten, ohne hart zu wirken. Eine Zeder „haut nichts um"!

Berühmt sind die heiligen Zedern des Libanon, von denen es nur noch wenige hundert Exemplare gibt, die aber symbolisch in der libanesischen Nationalflagge verewigt sind. Man sagt ihnen ein biblisches Alter nach. Tatsächlich gilt die Zeder als ein Symbol der Ewigkeit. Aus ihrem extrem wetterbeständigen Holz bauten die Ägypter zur Pharaonenzeit Schiffe; König Salomon ließ es in seinem Tempel verbauen. In altägyptischen Grabbeigaben fand man Gegenstände aus Zedernholz, die heute nach vier Jahrtausenden noch sehr gut erhalten sind und sogar immer noch wunderbar duften (z. B. die Sonnenbarke des Cheops).

Leider gibt es um den Begriff „Zeder" viele Verwirrungen. So werden die Öle mancher Koniferenarten fälschlicherweise als Zeder deklariert, insbesondere die Virginia-Zeder, die als Wacholderart zu den Zypressengewächsen zählt. Deren ätherische Öle weisen jedoch andere Zusammensetzungen und Wirkungen auf. Wirklich bedenklich ist es, wenn das ätherische Öl des Lebensbaumes (Thuja occidentalis) als Zedernblattöl deklariert und statt echtem Zedernholzöl verwendet wird. Aufgrund seines hohen Thujon-Gehaltes wirkt dieses nämlich nerven- und leberschädigend sowie abtreibend. Verwechslungen können zu Fehlgeburten führen!

> Seien Sie wachsam, wenn Sie Zedernholzöl kaufen und schauen genau auf die botanische Bezeichnung auf dem Etikett. Es gibt nur vier echte Zedern-Arten: Atlas-Zeder *(Cedrus atlantica)*, Libanon-Zeder *(Cedrus libani)*, Himalaya-Zeder *(Cedrus deodora)*, Zypern-Zeder *(Cedrus previfolia)*

In der Aromatherapie wird heute das Öl der Atlas-Zeder verwendet. Die wenigen verbliebenen Libanon-Zedern sind streng geschützt, sodass es kein ätherisches Öl mehr von ihnen gibt. Sämtliche Warnhinweise, die Sie in der Literatur finden, beziehen sich auf die falsch deklarierten „Zedernöle", die in Wahrheit anderen Ursprungs sind. Echtes Zedernholzöl enthält kein Thujon.

Im EEG zeigt sich eine beruhigende Wirkung von Zedernholzöl auf die rechte Hirnhälfte, ebenso wie bei Ylang Ylang. Das unterstreicht die Zuordnung beider Öle zum Yin-Charakter (weiblich), wobei Zeder die außerordentliche tiefgründige Kraft des Weiblichen verdeutlicht.

Zedernholzöl wirkt ganzheitlich stabilisierend: Auf der körperlichen Ebene stabilisiert es die Zellmembranen der Mastzellen, wodurch es bei Heuschnupfen und allergischem Juckreiz hilfreich sein kann. Ein angenehmer zusätzlicher Effekt ist die insektenabweisende Wirkung. Auf der geistig seelischen Ebene stabilisiert es unser Selbstwertgefühl und gibt uns Kraft, Mut und Stärke, um Veränderungs- oder Loslöse-Prozesse mit Zuversicht zuzulassen und anzunehmen.

Botanischer Name / Familie	*Cedrus atlantica* / Pinaceae (Kieferngewächse)
Herkunft	Marokko, Frankreich
Verwendete Pflanzenteile	Kernholzspäne von mind. 20 Jahre alten Bäumen
Gewinnung	Wasserdampfdestillation
Wichtige Inhaltsstoffe	Sesquiterpene, Sesquiterpenole, Sesquiterpenketone
Duftbeschreibung	Voll, warm, weich, balsamisch, holzig
Wirkungen körperlich	Beruhigend, mastzellstabilisierend, juckreizlindernd, parasitenabweisend
Wirkungen psychisch	Beruhigend, stärkend, angstlösend, aufrichtend
Anwendungsmöglichkeiten	Heuschnupfen, Juckreiz, Insektenabwehr, Lebenskrisen aufgrund von Veränderungen, Trennungsangst, Sterbebegleitung
Aromamischungen in diesem Buch	▪ Duftöl für K (DL); Hellwach (DL) ▪ Stark Sein (NP); Apsyrtides (NP) ▪ Felsendohle (D, K) ▪ La Dolce Vita (D); Route „55" (D) ▪ Licht des Südens (K); Andante (K); Gesichtsöl (K)

🌿 Zimtrinde – Süße Kraft und Würze

Der warm-würzige Duft des ätherischen Zimtrindenöls erinnert an Weihnachtsplätzchen oder Punsch und gemütliche Stunden zu Hause, während es draußen schneit und friert. Er vermittelt wärmende Geborgenheit und Behaglichkeit.

Gewonnen wird das Öl vom Ceylon-Zimtbaum, der ursprünglich aus Sri Lanka (Ceylon) stammt, sich aber auch auf Madagaskar, den Seychellen und in Malaysia verbreitet hat.

Seien Sie vorsichtig im Umgang mit Zimtrindenöl, denn es enthält einen hohen Anteil an sehr reaktionsfreudigem und hautreizendem Zimtaldehyd (55–75 %). Hierauf beruht zwar die erwünschte durchblutungsfördernde und erwärmende Wirkung, aber ein Zuviel ergibt wirklich aggressive verbrennungsähnliche Hautreaktionen. Nichts einzuwenden ist gegen ein durchwärmendes Fußmassageöl aus z. B. 20 ml Sesamöl mit 2–3 Tropfen Ingwer und 1 Tropfen Zimtrinde 60 %. Ebenso sparsam dosiert eignet sich Zimtrinde für Massageölmischungen bei verspannter Muskulatur, z. B. in Kombination mit 1–2 Tropfen Tonka auf 50 ml. Dagegen hat Zimtrindenöl nichts auf Kinderhaut, Schleimhaut oder der Haut von besonders empfindlichen Menschen zu suchen. Die Anwendung bei Schwangeren sollte aromatherapeutisch ausgebildeten Hebammen vorbehalten sein, denn es kann Wehen auslösend wirken. Geben Sie bitte auch kein Zimtrindenöl in ein vermeintlich schön erwärmendes Winterbad. Das warme Wasser erhöht die Aggressivität des Zimtaldehyds, und das Bad kann dann ganz schön „unkuschelig" werden! Aus diesen Gründen ist das ätherische Öl auch als verdünnte Version Zimtrinde 60 % im Handel.

Herrlich sind natürlich Duftlampenmischungen mit Zimtrindenöl für die Winterzeit. Sie schaffen eine urgemütliche Atmosphäre. Da das Öl sehr intensiv riecht, genügen auch hier wenige Tropfen.

Es gibt auch ein Zimtblätteröl, das zwar aufgrund seiner deutlich anderen Zusammensetzung (viel weniger Zimtaldehyd und viel mehr Eugenol – genau umgekehrt wie bei Zimtrinde) etwas milder ist als das Rindenöl, jedoch fehlt ihm der typische warm-süße Duft, es ähnelt im Geruch eher dem Nelkenöl. In Massageölen ist es hautverträglicher, für die Duftlampe würde ich aber immer Zimtrinde bevorzugen.

Botanischer Name / Familie	*Cinnamomum ceylanicum* / Lauraceae (Lorbeergewächse)
Herkunft	Madagaskar, Sri Lanka
Verwendete Pflanzenteile	Rinde junger Triebe
Gewinnung	Wasserdampfdestillation
Wichtige Inhaltsstoffe	Zimtaldehyd (55–75 %), Eugenol, aromatische Ester, Monoterpene, Monoterpenole
Duftbeschreibung	Warm, intensiv, würzig, süß
Wirkungen körperlich	Stark antibakteriell, durchblutungsfördernd, erwärmend, schmerzlindernd
Wirkungen psychisch	Stärkend, umhüllend, Geborgenheit vermittelnd
Anwendungsmöglichkeiten	Winterliche Duftlampe, kalte Füße, verspannte Muskeln
Aromamischungen in diesem Buch	Kaminstunde (DL)

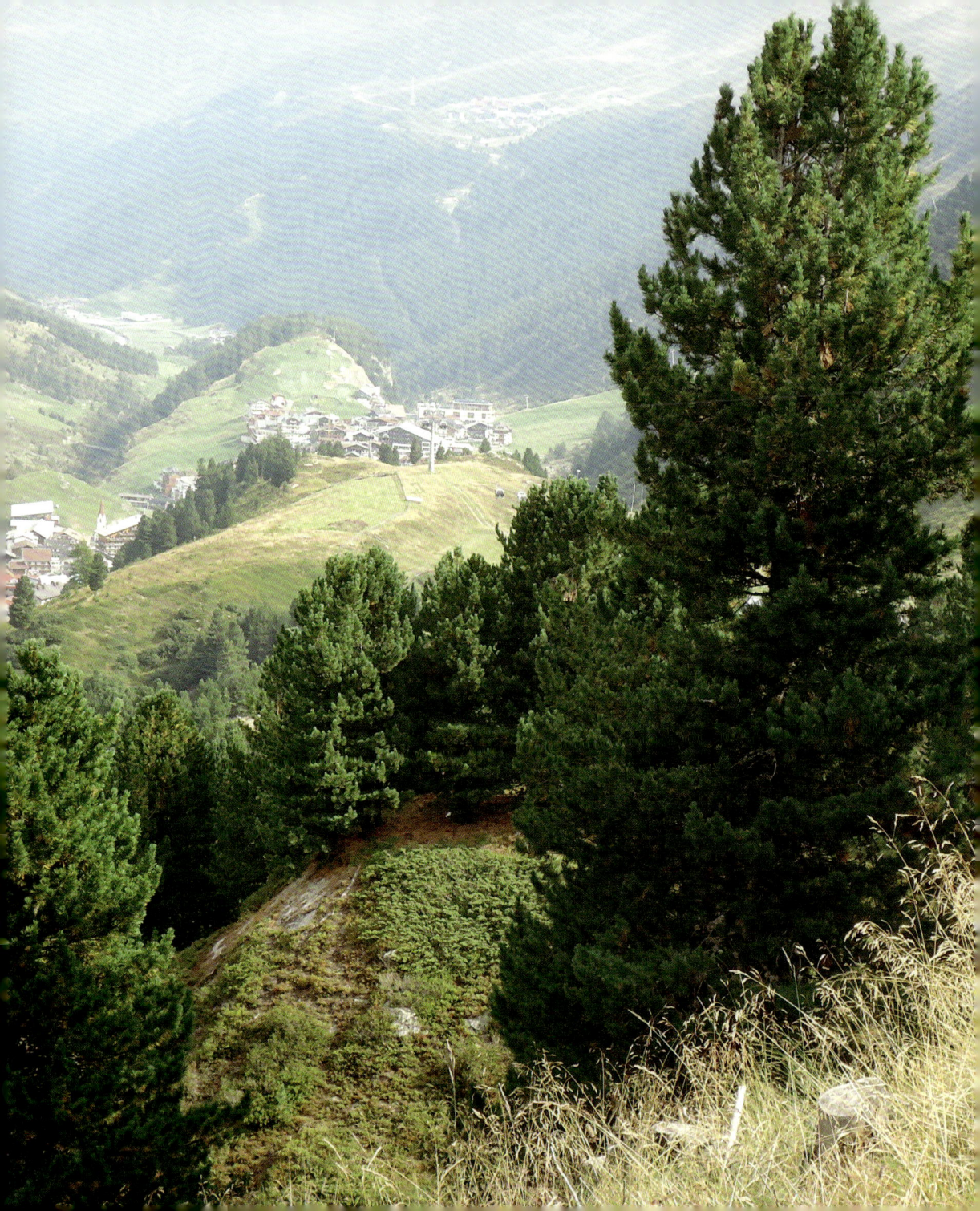

🌿 ✳ Zirbelkiefer – Freiheit atmen in der Höhe

Zirbelkiefer ist ein Lieblingsöl von mir, wohl sicher auch, weil ich zu einem großen Teil im Alpenraum aufgewachsen bin und oft wandernd in den Zirbenregionen unterwegs war. Dies bedeutete und bedeutet noch heute für mich ein Hinaufsteigen in die Freiheit aus dem Tal der vielfältigen Alltagsangelegenheiten, um für eine Weile heilsamen Abstand zu genießen. Frisch gestärkt und gereinigt an Körper und Geist bin ich danach wieder „frei" und mutig für neue Aufgaben.

Ich stelle fest, dass meine Erfahrungen mit dem Duft der Zirbelkiefer sich zu einem großen Teil decken mit den Angaben aus der Literatur. Dieser Duft macht tatsächlich frei, besonders die Atemwege und die Raumluft von schlechten Gerüchen und Krankheitserregern. Daher eignet sich das Öl sehr gut zur Beduftung von Krankenzimmern oder in einer Saunamischung.

Seine durchblutungsfördernde Wirkung ist nützlich in Massageölen und Einreibungen bei Muskelverspannungen und rheumatischen Beschwerden.

Die Zirbelkiefer, auch Arve oder Zirbe genannt, ist ein lichthungriger Baum, der an der obersten Waldgrenze in den Alpen wächst. Er schützt dort die Landschaft vor Erosion und Lawinen. Die Bestände sind rar geworden, so steht die Zirbe denn auch unter Naturschutz, d.h., sie darf nicht für kommerzielle Zwecke gefällt werden. Nur natürlich gefallene Bäume dürfen zur Holzverarbeitung und Destillation verwendet werden.

Dort, wo dieser Baum wächst, herrscht ein raues Klima: eisige Stürme, klirrender Frost, Schneelasten, ungefilterte Sonneneinstrahlung und tobende Unwetter prägen das oftmals bizarre Aussehen dieser erstaunlichen Pflanze. Die Zirbe wächst trotzdem weiter, sehr langsam aber beständig, und sie treibt immer wieder neue Äste aus, die bis fast zum Boden reichen. Dort bildet sie ein weit verzweigtes Wurzelsystem, und ihre so genannten „Senkerwurzeln" verankern sie sturmfest in Felsspalten. Auf diese Weise kann sie ein beträchtliches Alter von mehreren hundert Jahren erreichen. Zirbelkiefernadeln sind von einem kräftigen Grün und sitzen zu je fünf Stück an einem Büschel. Aus den Zapfen und Samen wird beispielsweise Zirbengeist oder Zirbenlikör hergestellt.

Bekannt sind die heimeligen Zirbenstuben alpenländischer Gasthäuser. Dort herrscht stets ein sehr angenehmer Duft nach dem würzigen und harzigen Holz. Vor vielen Jahren – noch während eines Südtirol-Urlaubs als Studentin – haben mir zwei alte Schwestern, deren Ferienwohnung ich damals zusammen mit Freunden bewohnte, eine wunderschöne Weihnachtskrippe aus Zirbenholz geschnitzt. Ich freue mich jedes Jahr, wenn ich sie wieder auspacke, und der immer noch herrliche Duft lässt die Erinnerung sofort lebendig werden.

Vielleicht nähen Sie sich so wie ich kürzlich mal ein kleines Kissen und befüllen es mit Zirbenholzspänen. Legen Sie es in die Nähe Ihres Kopfkissens, sodass Sie den Duft gut einatmen können – Sie werden himmlisch schlafen! Oder Sie legen sich gleich in ein Bett aus Zirbelkiefernholz.

Falls Sie einmal nach Innsbruck kommen: Von der Bergstation der Patscherkofelbahn führt ein „Zirbenweg" durch einen der größten und ältesten Bestände Europas. Auch auf dem Graukogel bei Bad Gastein wurde ein Zirben-Erlebnispfad durch jahrhundertealte Bestände angelegt. In den hohen Lagen des Oberengadin in der Schweiz ist die Arve, wie die Zirbelkiefer hier genannt wird, ebenfalls zu Hause.

Botanischer Name / Familie	*Pinus cembra* / Pinaceae (Kieferngewächse)
Herkunft	Alpen, Karpaten
Verwendete Pflanzenteile	Zerkleinerte Zweige mit Nadeln und Zapfen
Gewinnung	Wasserdampfdestillation
Wichtige Inhaltsstoffe	Überwiegend Monoterpene, wenig Sesquiterpene
Duftbeschreibung	Aromatisch-würzig, holzig, harzig, balsamisch
Wirkungen körperlich	Antiseptisch, schleimlösend, entzündungshemmend, Atem vertiefend, Immunsystem stärkend, durchblutungsfördernd
Wirkungen psychisch	Seelisch aufrichtend, ermutigend, reinigend, Selbstbewusstsein fördernd
Anwendungsmöglichkeiten	Raumluftreinigung, Sauna, Schlafverbesserung, bei geschwächtem Selbstbewusstsein, Mutlosigkeit, Rekonvaleszenz
Aromamischungen in diesem Buch	▪ Zauberwald (DL); Waldweihnacht (DL) ▪ Erkältungsbad (B) ▪ Felsendohle (D, K) ▪ Gelenköl (M); Muskel- und Nervenöl (M) ▪ Stark Sein (NP)

✳ Zitrone – Frisch, froh und munter

Der frische, fast spitze Duft der Zitronenschalenpressung steigt sofort in den Kopf, und zwar nach ganz oben. Es handelt sich ja auch um eine ausgesprochene Kopfnote.

So wie die hellgelbe Farbe macht auch Zitronenöl hellwach und fördert die Konzentration.

Mit Zitronenöl in der Duftlampe schläft man am Schreibtisch, in der Schule oder in einer Konferenz bestimmt nicht ein. Im Gegenteil, die Atmosphäre während einer Besprechung erhält einen beschwingt-fröhlichen „Anstrich".

Dabei wird die Raumluft nicht nur frisch, sondern auch frei von Krankheitserregern. Das ist sehr nützlich in Erkältungszeiten, besonders wenn im Raum viele Menschen zusammenkommen. Die keimabtötende Wirkung kennt man schon sehr lange. Auch die fiebersenkende Wirkung ist bekannt. Allerdings führt Zitronenöl durch seinen hohen Monoterpen- und Citral-Gehalt leicht zu Hautreizungen. Inwieweit es daher als – sparsame! – Zugabe für Wadenwickel sinnvoll ist, kann ich nicht beurteilen, denn damit habe ich keine Erfahrungen. Was auf jeden Fall bei aufkommender Erkältung hilft und stärkt, ist ein Halswickel mit frischen (ungespritzten!) Zitronenscheiben. Am besten dazu noch einen Tee aus frischen kleingeschnittenen Ingwerscheibchen trinken.

Kaufen Sie Zitronenöl nur aus kontrolliert biologischem Anbau, denn Pestizide aus konventionellem Anbau gelangen bei der Schalenpressung ungehindert ins ätherische Öl.

Zitronenöl ist Bestandteil vieler frischer Parfüms und vom Eau de Cologne. Sie sollten diese Düfte nicht in der Sonne tragen, denn Zitronenöl enthält wie alle Agrumenöle Furocumarine, die unter Sonnenlichteinwirkung (auch Solarium!) zu unschönen und schmerzhaften Hautreaktionen und dauerhaften Pigmentflecken führen können.

Botanischer Name / Familie	*Citrus limon* / Rutaceae (Rautengewächse)
Herkunft	Mittelmeergebiet, beste Qualität aus Sizilien
Verwendete Pflanzenteile	Fruchtschalen
Gewinnung	Kaltpressung
Wichtige Inhaltsstoffe	Monoterpene, Monoterpenaldehyde (v. a. Citral), Monoterpenole, Furocumarine
Duftbeschreibung	Frisch, spritzig, spitz, hell, heiter
Wirkungen körperlich	Desinfizierend, fiebersenkend
Wirkungen psychisch	Stimmungsaufhellend, konzentrationsfördernd, belebend, aktivierend
Anwendungsmöglichkeiten	Raumluftdesinfektion, bei geistiger Arbeit, Kommunikationsförderung
Aromamischungen in diesem Buch	▪ Duftöl für M (DL) ▪ La Dolce Vita (D) ▪ Hesperiden Traum (NP); Gute Reise (NP); Stark Sein (NP) ▪ Licht des Südens (K)

🌿 ◆ Zypresse – Struktur und Konzentration auf das Wesentliche

Im Gegensatz zur majestätischen, weit ausladenden Zeder schießt die Zypresse geradezu senkrecht himmelwärts. Der Baum mit seinen eng anliegenden Zweigen bildet eine kerzengerade Linie. Alleen und Villen-Zufahrten in der Toskana sind geprägt von diesem Bild.

Das Holz der Zypresse galt in der Antike als unzerstörbar, deshalb wurden die phönizischen Handelsschiffe sowie die Flotte Alexander des Großen aus Zypressenholz gebaut. In südlichen Ländern ist die Zypresse ein typischer Friedhofsbaum, der eine tröstliche Ruhe und Würde ausstrahlt und wie ein flammender Finger zum Himmel zeigt.

Für mich hat die Zypresse etwas Strenges, Schnörkelloses. Würden wir uns nicht manchmal verzetteln in lauter Kleinigkeiten und hilflos durch das Meer des Lebens steuern ohne eine gewisse Struktur? Das Öl der Zypresse mit seiner tiefen und klaren herb-würzigen Herznote hilft uns, Prioritäten zu setzen und das Wesentliche in unseren Aufgaben zu erkennen. Es schützt uns vor innerlichem „Zerfließen" und ermöglicht uns, aufrecht die eigene Linie zu verfolgen. Aus „ja, aber" wird eine klare Ansage, aus „hätte, könnte, täte, wäre" wird „machen". Zypresse holt allzu Vata-betonte (im Ayurveda dem Luftelement zugeordnet) Charaktere wieder auf den Boden der Tatsachen. Visionen sind gut und wichtig und sehr inspirierend für die Entwicklung von Neuem, solange Sie sich nicht in völlig abgehobenen Luftschlössern verlieren. Eben dafür sorgt Zypresse.

Das zusammenziehende Wesen des Zypressenöls spiegelt sich wider in seinen bekannten bindegewebsstärkenden, entstauenden, blutstillenden und konzentrationsfördernden Eigenschaften. Besonders in Rezepturen zur Venenpflege oder bei Hämorrhoiden kommt es zum Einsatz.

Daneben eignet es sich gut als Fixativ in Ölmischungen mit Fruchtessenzen, weil es deren Düfte ein bisschen „aus der Höhe" holt und lange festhält. Auch in Saunaölen zusammen mit Nadelholzdestillationen harmoniert es wunderbar.

Botanischer Name / Familie	*Cupressus sempervivens* / Cupressaceae (Zypressengewächse)
Herkunft	Gesamte Mittelmeerregion
Verwendete Pflanzenteile	Zweigspitzen mit Nadeln und Zapfen
Gewinnung	Wasserdampfdestillation
Wichtige Inhaltsstoffe	Monoterpene, Sesquiterpenole, Sesquiterpene, Ester
Duftbeschreibung	Klar, herb, würzig, harzig
Wirkungen körperlich	Adstringierend (= zusammenziehend), entstauend, gefäßverengend, antiseptisch
Wirkungen psychisch	Konzentrationsfördernd, stärkend, strukturierend, klärend
Anwendungsmöglichkeiten	Hämorrhoiden, Venenbeschwerden, Bindegewebsschäche, Duftlampe und Naturparfüm bei Konzentrationsstörungen, psychischer Haltlosigkeit, starken Stimmungsschwankungen
Aromamischungen in diesem Buch	▪ Morgenfrische (DL); Hellwach (DL) ▪ La Dolce Vita (D) ▪ Licht des Südens (K) ▪ Apsyrtides (NP)

Vom richtigen Mischen

Reine und veränderte ätherische Öle

In den Steckbriefen haben Sie zu ätherischen Ölen viel Wissenswertes erfahren. Es gibt eine Fülle an gesunden Möglichkeiten, sich mit selbsthergestellten Aromamischungen zu pflegen und zu verwöhnen oder auch mal ein schönes Geschenk parat zu haben. Der Vorteil liegt auf der Hand: Diese Produkte sind völlig frei von Zusatzstoffen wie Emulgatoren, Konservierungsmitteln, künstlichen Farb- oder Duftstoffen. Das bedeutet natürlich auch eine kürzere Haltbarkeit als die von konventionellen Kosmetika. Stellen Sie darum lieber öfter kleinere Mengen frisch her und achten auf die Haltbarkeit der Ausgangsstoffe.

In diesem Kapitel möchte ich Ihnen meine eigenen erprobten Aromarezepturen vorstellen. Bevor Sie mit dem Selbermischen beginnen, lesen Sie bitte die Tipps und Anleitungen, damit Ihre Mischung auch wirklich gut gelingt.

> Achten Sie beim Einkauf unbedingt auf die Qualität der ätherischen Öle und verwenden Sie für Ihre Mischungen nur native fette Öle, am besten aus kontrolliert biologischem Anbau (kaltgepresst, kbA).

Erlauben Sie mir an dieser Stelle eine persönliche Anmerkung zu naturreinen ätherischen Ölen: Ein genuines und authentisches ätherisches Öl spiegelt die Situation einer Pflanze zum Erntezeitpunkt an einem ganz bestimmten Standort und in einem bestimmten Umfeld und Klima wider. Der Nutzen für die Pflanze und die besondere Wirkung beruhen genau auf dieser Zusammensetzung des ätherischen Öls. Der Mensch macht sich das bei der Anwendung zunutze. Hier ist die Kunst des Destillateurs gefragt, welcher der Pflanze ihre duftenden Inhaltsstoffe möglichst schonend entlockt. Diese Tatsache sollten wir stets beim Einkauf ätherischer Öle im Hinterkopf haben!

Ein nachträglich bearbeitetes ätherisches Öl spiegelt diese Situation nicht, ein synthetisches schon gar nicht wider. So werden so genannte rektifizierte Öle einem erweiterten Destillationsverfahren unterzogen, um bestimmte Bestandteile zu entfernen oder deren Gehalt zu verändern (Rektifikation bezeichnet die gezielte Steuerung der Zusammensetzung durch die Art der Destillation). Synthetische Duftstoffe entstehen im Labor und stehen niemals in Wechselbeziehung zu natürlichen Gegebenheiten. Auch naturidentische ätherische Öle, wie sie in Lebensmittelaromen vorkommen, sind synthetisch hergestellt und entsprechen weder in ihrer räumlichen Molekül-Feinstruktur noch in der Vielfalt der Zusammensetzung einem naturreinen Öl.

Ein komplex aus mehreren hundert Einzelkomponenten bestehendes naturreines Öl lässt sich nicht im Labor nachbauen.

Medizinisch verwendete ätherische Öle geben ebenfalls nicht unbedingt die natürliche Zusammensetzung wieder, denn sie müssen Anforderungen an den Gehalt bestimmter Leitsubstanzen erfüllen. Zudem wird hier die Art des Anbaus, also konventionell oder kontrolliert biologisch, nicht berücksichtigt. Durch die Art der Destillationsführung (s. o.) werden ihnen manche unerwünschte Inhaltsstoffe entfernt. Die Natur ist aber nicht immer gleich – alles bewegt sich in einem Fließgleichgewicht und ist in einen stetigen Prozess von Werden und Vergehen eingebunden. Nur so geschieht Entwicklung.

> In einigen meiner Rezepturen verwende ich „Bergamotte furocumarinarm" aus Sicherheitsgründen (Lichtempfindlichkeit). Diesem Öl wurde ein Großteil der Furocumarine bei der Herstellung entzogen. Es ist aber die einzige Ausnahme.

Ätherische Öle in Therapie und Forschung

In der Therapie, das heißt der medizinischen Anwendung ätherischer Öle durch Ärzte, Klinik, professionelle Pflege und Therapeuten, ist eine verlässliche, vorhersehbare und reproduzierbare Wirkung der angewendeten Öle notwendig. Dies ist der Grund für den medizinischen Einsatz von ätherischen Ölen, deren Gehalt an Leitsubstanzen sich innerhalb genau definierter Grenzen bewegt (Arzneibuchöle).

Man versucht hier mittlerweile auch, den Blick weg vom Einzelstoff auf das gesamte Wirkgeschehen eines Vielstoffgemisches im Organismus zu richten. Die klinische Forschung an solchen Vielstoffgemischen mit ebenso multidimensionalen Wirkungen kommt jedoch gerade erst ins Rollen.

Wir müssen lernen, die Wirkung ätherischer Öle auf unseren Organismus als Ganzes zu betrachten, denn wir sind ein Teil der uns umgebenden Natur und stehen mit ihr und allem, was lebt, in ständiger Wechselbeziehung und Entwicklung – uns allen bekannt unter dem Begriff „Evolution". Es ist wenig sinnvoll, Einzelkomponenten ätherischer Öle in eindimensionalen Studiendesigns unter unrealistischen, weil unnatürlichen, Bedingungen zu erforschen und anzunehmen, man fände die ganze Wahrheit heraus. Ich sehe gerade in dem vielschichtigen komplexen und variablen Zusammenspiel der Inhaltsstoffe die große Stärke von ätherischen Ölen. Meines Erachtens ist es weder praktisch noch mathematisch-theoretisch möglich, alle Wirkungen und Wechselwirkungen von Hunderten verschiedener Komponenten in einem komplexen lebenden Organismus zu berechnen. Es ist aber sehr wohl möglich, genau und achtsam zu beobachten und daraus zu lernen. Einstein brachte es schon zu seiner Zeit auf den Punkt: „Nicht alles, was zählt, ist messbar, und nicht alles, was messbar ist, zählt."

Ich stelle hier sehr gerne den Vergleich mit einer Sinfonie an. Die einzelnen Töne ergeben für sich genommen keine Musik, der Wohlklang kommt erst durch das Zusammenwirken aller Töne zustande, die Komposition. Akzeptieren wir doch einfach, dass die Natur eine meisterhafte Komponistin ist und genießen dankbar ihre Gaben. Beim Mischen verschiedener ätherischer Öle sind wir hingegen selbst die Komponisten. Es ist eine Kunst, die sich mit zunehmender Erfahrung und Wissen immer mehr verfeinert.

Die Vorbereitung

Benötigte Utensilien

Bevor Sie mit dem Mischen beginnen, sollten Sie sich – außer den Ölen – einige Utensilien kaufen. Diese bekommen Sie z. B. in der Apotheke oder Drogerie, manches auch im Internet. Je nach Rezeptur brauchen Sie folgende Gefäße und Geräte:

- **Braunglas-Flaschen** (Apotheke)
    - für Körperöle → Flachglasflaschen mit Gießring (50 oder 100 ml)
    - für Naturparfüms → Rundglasflaschen mit Tropfer dickflüssig oder Roll-On-Flaschen (10–30 ml)
    - für Ätherisch-Öl-Mischungen → Rundglasflaschen mit Tropfer dünnflüssig (10 ml)
    - für Duschgele → Kunststoff-Spenderflaschen mit Klappdeckel (100 ml)
    - für Haarpflegewachs → Cremetiegel aus Glas oder Porzellan mit Schraubdeckel, Kunststoffspatel
    - für Meersalzbäder → Weithalsglas mit Schraubdeckel oder gut gereinigte Marmeladegläser o. Ä.
- **Kunststoff-Pipetten** aus ölfestem (!) Kunststoff (z. B. PE-HD Polyethylen hoher Dichte): Dieser ist gegenüber ätherischen Ölen am beständigsten (Apotheke).
- **Messzylinder** aus Glas mit 0,1 ml Einteilung, **Becherglas**, ggf. **Glasstab** (zum Umrühren)
- Ggf. **Riechstreifen** → aus der Parfümerie, zum Testen der Geruchsentwicklung
- **Isopropylalkohol** (syn. Isopropanol) (90–100 %ig) → zum Reinigen der Utensilien
- **Klebeetiketten** zum Beschriften
- **Folie** zum Überkleben der Etiketten, damit die Schrift beim Gebrauch nicht verwischt (z. B. Filmolux® auf der Rolle von WEPA-Apothekenbedarf, kann in der Apotheke für Sie bestellt werden); Buchfolie geht auch, ist aber mehr Aufwand beim Zurechtschneiden.
- Ggf. **wasserfester Stift** zum Beschriften der Etiketten

Auswahl von Ölen für die eigene Mischung

Beim Mischen ist es ratsam, das Kopf-Herz-Basis-Schema zu beachten: Das heißt, wählen Sie aus jedem Bereich ein Öl aus.

In der folgenden Übersicht sehen Sie noch einmal alle Ätherisch-Öl-Pflanzen mit ihren besonderen Eigenschaften im Kurzformat:

✳ **Kopfnote**

Bergamotte	Klar, frisch, fruchtig, spritzig
Cajeput	Sanft eukalyptusähnlich
Douglasfichte	Frisch, waldig, leicht zitronig
Eisenkraut	Frisch, kräftig, klar, zitronenartig
Fichte sibirisch	Frisch, waldig, sanft
Grapefruit	Fruchtig, spritzig, frisch
Latschenkiefer	Frisch, würzig, harzig
Lemongrass	Zitronig, frisch, grasig, herb
Limette	Exotisch, frisch, spritzig, grün
Litsea	Zitronig, frisch, kräftig
Mandarine	Süß, weich, rund, fruchtig
Myrte	Klar, frisch, mild
Niaouli	Mild, eukalyptusartig
Orange	Süß, frisch, fruchtig, heiter
Petit Grain	Frisch, herb, spritzig, kräftig
Pfefferminze	Frisch, klar, kühl
Rosmarin verbenon	Warm-würzig, mit Weihrauchnote
Wacholderbeere	Klar, herb, kräftig, holzig-krautig
Weißtanne	Warm, frisch, weich, balsamisch
Zirbelkiefer	Aromatisch-würzig, holzig, harzig
Zitrone	Frisch, spritzig, spitz, hell, heiter

◆ Herznote

Ingwer	Exotisch, würzig
Iris	Pudrig, veilchenartig
Jasmin	Betörend blumig, schwer, süß
Kardamom	Würzig, frisch
Lavendel	Balsamisch, fein
Lorbeer	Kräftig, klar, feinblumige Unternote
Melisse	Frisch-krautig, zur Mitte gehend
Neroli	Süß-herb, intensiv ausstrahlend
Rose	Voll, blumig, betörend
Rosengeranie	Blumig-grün, leicht rosenähnlich
Teebaum	Streng, würzig-scharf
Ylang Ylang	Blumig, süß, voll, exotisch
Zimtrinde	Warm, intensiv, würzig, süß
Zypresse	Klar, herb, würzig, harzig

◆ Basisnote

Angelikawurzel	Erdig, würzig, stärkend
Benzoe Siam	Balsamisch, weich, einhüllend
Immortelle	Warm, würzig
Koriandersamen	Würzig, pfeffrig
Linaloeholz	Balsamisch, weich, samtig, holzig-blumig
Narde	Warm, holzig, erdig, baldrianartig
Patchouli	Rauchig, erdig, schwer, exotisch
Sandelholz	Balsamisch, warm, holzig, leicht süß
Tonka	Warm, süß, wie Waldmeister
Vanille	Warm, süß, lieblich, weich
Vetiver	Tief, erdig, modrig, geheimnisvoll-süß
Weihrauch	Tief, balsamisch, voll, leicht harzig-süß
Zeder	Voll, warm, weich, balsamisch, holzig

Verwenden Sie besonders zu Beginn nicht zu viele Öle für eine Mischung. Anfangs genügen durchaus drei verschiedene, eben aus jedem Bereich eines. Wenn Sie schon mehr Erfahrung gesammelt haben, können Sie die Anzahl nach Bedarf steigern. So habe ich selber auch begonnen, bis mit wachsender Erfahrung meine Rezept-Vorschläge mit einer größeren Anzahl ätherischer Öle entstanden sind. Ich gestehe gleich an dieser Stelle, dass auch ich mich beim Experimentieren schon mal vergriffen habe und kein schöner Duft herausgekommen ist. Sie werden außerdem feststellen, dass manche Öle sehr geruchsintensiv sind, sodass ein Tropfen genügt, von anderen hingegen benötigen Sie deutlich mehr. Folgende Konzentrationen an ätherischen Ölen in Mischungen gelten als Richtwerte:

- Gesichts- und Körperpflegeöle → 0,5–1 % (ca. 10–20 Tropfen/100 ml)
- Duschgele → 1–2 % (20–40 Tropfen/100 ml)
- Massageöle → 2–5 % (40–100 Tropfen/100 ml)
- Naturparfüms → 8–10 % (16–20 Tropfen/10 ml)

> Mit Zitrus- und Nadelholzölen sollten Sie in Hautanwendungen sparsam umgehen, da sie in höherer Konzentration die Haut reizen können. Blütendüfte können in hoher Konzentration unangenehm oder aufdringlich riechen, und ein Zuviel an Basisnoten kann die Mischung zu schwer machen.
> Generell lässt sich sagen: Je frischer ein Duft ist, desto mehr können Sie verwenden. Je kostbarer und je schwerer das Öl ist, desto weniger sollten Sie verwenden – immer im Rahmen der Verträglichkeit.

Riechproben

Um sich eine Mischung vorstellen zu können, gibt es einen kleinen Trick: Nehmen Sie die geöffneten Fläschchen der ausgewählten Öle in eine Hand, und zwar in unterschiedlicher Höhe, so wie die Anteile sich in der Mischung verteilen sollen; das mit dem niedrigsten Anteil am tiefsten, das mit dem größten Anteil am höchsten. Und dann schwenken Sie das Ganze mehrmals unter Ihrer Nase. So bekommen Sie einen ersten Eindruck, wie Ihre Komposition duften könnte.

Ich beginne in der Regel mit dem Herzbereich, dann folgen die Kopfnoten, und zum Schluss wenig Basisnote. Nach der Riechprobe korrigiere ich meine

Mischung ggf. und lasse sie mehrere Tage bis zu einer Woche reifen. Beginnen Sie lieber mit wenig, hinzufügen geht immer, herausnehmen nicht.

> Vergessen Sie nicht, sich Ihre Rezepturen und deren Entwicklung zu notieren!

Hauttypen und Verträglichkeit

Bevor Sie ein neues Körperöl das erste Mal verwenden, empfiehlt sich eine Verträglichkeitsprobe mit einer kleinen Menge in der Ellenbeuge. Wenn dort nach ½–1 Stunde keine Reaktion auftritt, können Sie es in der Regel beruhigt anwenden. Jeder Mensch ist da individuell verschieden, und ein kranker, sehr zarter oder alter Mensch reagiert anders als ein mitten im Leben stehender oder ein ganz junger.

Trockene Haut braucht reichhaltigere fette Öle (z. B. Haselnussöl, Macadamianussöl, Avocadoöl) als fettige Haut. Im Winter benötigen wir ebenfalls eine reichhaltigere Pflege als im Sommer, denn bei kalten Temperaturen produziert die Haut weniger Fett. Jedoch ist gerade in dieser Jahreszeit Feuchtigkeit besonders wichtig, weil die kalte Luft weniger Feuchtigkeit aufnimmt und die Heizung ihr Übriges zur Austrocknung beiträgt. Jojobawachs ist ein sehr schöner Feuchtigkeitsspender, zieht leicht in die Haut ein, und eignet sich hervorragend als gut haltbare Basis für ein Körperöl, weil es keinen nennenswerten Eigengeruch besitzt. In Kombination mit einem fetten Pflanzenöl verbessert es die Haltbarkeit der Mischung.

Je nach Jahreszeit und seelischer Grundstimmung wechseln auch unsere Vorlieben für bestimmte Duftrichtungen. Hin und wieder ein Wechsel tut ohnehin gut und vermeidet ein Festhängen in eingefahrenen Mustern.

Sie führen Ihrer Haut auf einfache Weise viel Feuchtigkeit zu, wenn Sie immer den nassen Körper oder das am besten mit Hydrolat befeuchtete Gesicht einölen. Das Öl verteilt sich wesentlich besser, es zieht wunderbar ein, ist ergiebiger und hinterlässt ein angenehmes Hautgefühl. Beim nassen Einölen bildet sich quasi eine Emulsion auf der Haut – wie eine Körperlotion. Dies wissen auch Menschen zu schätzen, die sonst lieber eine Körpermilch verwenden.

Wie man richtig mischt

- Sie können die Öle direkt in der Flasche mischen: Zuerst fette Öle hineingeben, dann die ätherischen Öle dazu tropfen, verschließen, umschwenken und einige Tage zum Reifen stehen lassen. Dann Geruch nochmals prüfen und ggf. nach eigenem Empfinden variieren.
- Für das Gesichtsöl eignet sich eine 30 ml Braunglasflasche mit Fettöl-Tropfer, für die Körperöle 100 ml Flachglasflaschen mit Gießring.
- Die Zusammenstellung der Basisöle versteht sich als Vorschlag. Sie können hier gerne variieren und andere fette Öle verwenden (z. B. Avocado-, Haselnuss-, Macadamianuss-, Raps-, Sesam- oder Sonnenblumenöl). Die Duftentfaltung wird immer ein klein wenig anders sein, machen Sie Ihre eigenen Erfahrungen! Achten Sie aber bitte immer auf native Pressung. Jojobawachs ist in den meisten Rezepturen enthalten, weil es zum einen sehr feuchtigkeitsregulierend und hautschützend ist, zum anderen die Haltbarkeit und Duftentfaltung der Mischungen verbessert. Seine Fettbegleitstoffe machen es besonders wertvoll.

Praktische Tipps

- Beschriften Sie die Deckel Ihrer Ätherisch-Öl-Fläschchen mit kleinen Etiketten. Eine Verwechslung der Deckel ergäbe eine fatale Duftvermischung, die nicht wiedergutzumachen ist.
- Kunststoff-Pipetten sind eine Hilfe zum Dosieren, wenn das Ätherisch-Öl-Fläschchen fast leer ist, und der letzte Rest nicht mehr heraustropft. Entfernen Sie den Tropfverschluss und ziehen das Öl mit der Pipette auf. Daraus lässt es sich dann wieder tropfen. Zur Reinigung spülen Sie die Pipette zunächst in heißem Wasser mit Handgeschirrspülmittel durch, dann gründlich mit klarem Wasser nachspülen und zum Schluss ein paar Mal Isopropanol durchsaugen. Anschließend an einem warmen Ort vollständig trocknen lassen. So vermeiden Sie es, sich ständig neue Pipetten besorgen zu müssen.

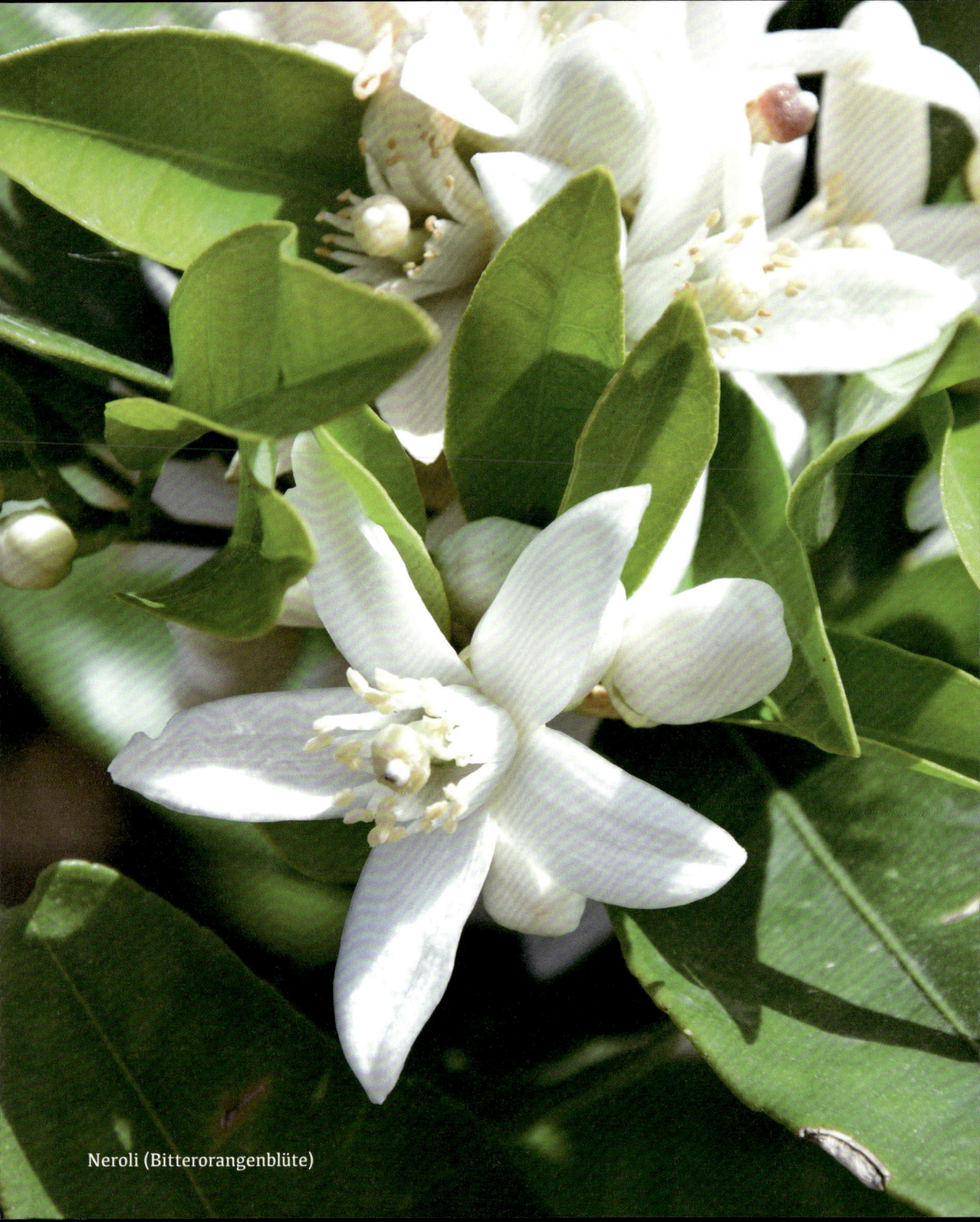
Neroli (Bitterorangenblüte)

Wohlfühlrezepturen

Öle für Gesicht und Körper

Gesichtsöl

Basisöl: 10 ml Jojobawachs, 20 ml Aprikosenkernöl	
Limette	2 Tropfen
Rose 1 % in Jojobawachs	6 Tropfen
Neroli 10 % in Jojobawachs	5 Tropfen
Linaloeholz	3 Tropfen
Sandelholz 10 % in Jojobawachs	10 Tropfen
Zeder	1 Tropfen

Das Gesichtsöl duftet leicht frisch und dezent und eignet sich für die tägliche Gesichtspflege morgens und abends für jede Haut. Nach der Reinigung das Gesicht am besten mit Rosen- oder Nerolihydrolat besprühen anstelle der Verwendung eines konventionellen Gesichtswassers. Anschließend 3–6 Tropfen Gesichtsöl sanft in die feuchte Haut einmassieren. Jojobawachs spendet Feuchtigkeit und stabilisiert in der Mischung das weniger gut haltbare Aprikosenkernöl. Dieses leicht marzipanartig duftende Öl ist aufgrund seiner Zusammensetzung sehr mild und eignet sich daher auch für die empfindliche oder gereizte Haut.

Den Anteil an Aprikosenkernöl können Sie je nach Jahreszeit und Hautzustand variieren: Je trockener die Haut und je kälter die Temperatur, desto mehr

Aprikosenkernöl. Einen Teil des Aprikosenkernöls können Sie durch Arganöl ersetzen; es stellt einen ausgezeichneten Schutz gegen Umwelteinflüsse dar.

Alternativ zu Aprikosenkernöl eignet sich das sehr ähnliche süße Mandelöl. Für reifere Haut kann man einige Tropfen Hagebuttenkernöl (auch Wildrosenöl genannt) oder Traubenkernöl zufügen. Hagebuttenkernöl fördert die Zellteilung und Hautregeneration, verringert so die Faltenbildung. Traubenkernöl weist einen hohen Gehalt an antioxidativen und zellschützenden Procyanidinen auf und wirkt auf diese Weise vorzeitiger Hautalterung entgegen.

Hydrolate

Hydrolate sind Pflanzenwässer, die bei der Destillation entstehen. Rosenhydrolat und Nerolihydrolat, auch als Orangenblütenhydrolat bezeichnet, können Sie von Ätherisch-Öl-Firmen bzw. in Apotheken oder Naturkost-Fachgeschäften, die diese Produkte führen oder selbst steril abfüllen, kaufen (Adressen im Anhang). Achten Sie auf Alkoholfreiheit und einen nicht zu öffnenden Sprühverschluss sowie eine dunkle Flasche. Dies gewährleistet eine gute Hautverträglichkeit und Schutz vor Licht und Verkeimung von außen.

Ein hochreines, steril abgefülltes Rosenhydrolat in einer hygienischen Sprühflasche ohne Alkoholzusatz ist eine hervorragende Befeuchtungspflege für Haut, Schleimhaut und sogar die Augenpartie. Mit seinem natürlichen, leicht sauren pH-Wert bewahrt es den Säureschutzmantel der Haut. Ich verwende es seit vielen Jahren als Gesichtswasser und werde immer wieder in meinen Empfehlungen bestätigt. Es hat allerdings nichts mit dem Rosenwasser nach Arzneibuch zu tun, das durch Verschütteln von synthetischem Rosenöl in destilliertem Wasser hergestellt wird.

Sommerwiese Körperöl

Basisöl: 40 ml Jojobawachs, 60 ml Aprikosenkern-, Mandel- oder Macadamianussöl	
Grapefruit komplett	3 Tropfen
Bergamotte	2 Tropfen
Jasmin 4 % in Weingeist oder 10 % in Jojobawachs	2 Tropfen
Kardamom	1 Tropfen
Benzoe Siam	2 Tropfen
Tonka	2 Tropfen
Vetiver	1 Tropfen

Beim Körperöl „Sommerwiese" stand der Name Pate. Der Duft erinnert mich an eine frisch gemähte Wiese mit leicht blumigem Touch und einer feinen Verbindung zu Mutter Erde. Ich liebe es als Ganzkörperpflege während der Sommermonate.

Statt Mandel- oder Aprikosenkernöl eignet sich auch ein Teil Macadamianussöl. Es hat hervorragende hautpflegende Eigenschaften und soll die Zellen vor freien Radikalen schützen. Zudem besitzt es einen natürlichen Lichtschutzfaktor von 3–4.

Licht des Südens Körperöl

Basisöl: 40 ml Jojobawachs, 60 ml Aprikosenkern-, Mandel- oder Macadamianussöl	
Bergamotte (furocumarinarm)	3 Tropfen
Zitrone	4 Tropfen
Lavendel	8 Tropfen
Jasmin 4 % in Weingeist oder 10 % in Jojobawachs	1 Tropfen
Rosmarin verbenon	5 Tropfen
Immortelle 10 % in Jojoba	10 Tropfen
Zeder	1 Tropfen
Zypresse	1 Tropfen

Inspiriert durch Urlaube im Süden und die Lektüre eines Buches wollte ich ein Körperöl entwickeln, das ätherische Öle aus mediterranen Pflanzen enthält. Herausgekommen ist dabei das „Licht des Südens", ein frischer, leicht krautig-herber Duft. Er eignet sich sicher für alle, die es nicht so blumig mögen.

Da ich schon 4 Tropfen Zitrone, die Furocumarine enthält, in der Mischung habe, wollte ich durch Bergamotte nicht noch mehr Lichtempfindlichkeit erhöhende Furocumarine anhäufen; deshalb habe ich ein furocumarinarmes Bergamotteöl (ist als solches gekennzeichnet im Handel) gewählt. Somit ist nichts zu befürchten, auch wenn man sich nachher in der Sonne aufhält, denn der Gehalt an Furocumarinen im Gesamtöl ist zu gering. Die üblichen Maßnahmen, also z. B. kein exzessives Sonnenbaden, sind natürlich schon zu beachten.

Après Soleil Körperöl

Basisöl: 50 ml Aloe Vera Öl, 25 ml Kokosfett, 20 ml Jojobawachs, 5 ml Traubenkernöl	
Limette	5 Tropfen
Lavendel	7 Tropfen
Neroli 10 % in Jojoba	6 Tropfen
Rose 1 % in Jojobawachs	10 Tropfen
Rosengeranie	2 Tropfen
Benzoe Siam	4 Tropfen
Sandelholz 10 % in Jojobawachs	10 Tropfen

Sonnenverwöhnte Haut braucht Beruhigung, Zellschutz, Regeneration und einen extra Schub Feuchtigkeit. Dies leisten die ausgewählten ätherischen Öle in Kombination mit kühlendem Kokosfett und stark feuchtigkeitsspendendem Aloe Vera Öl. Der Zusatz von Traubenkernöl fängt freie Radikale ab. Hierfür eignen sich alternativ auch einige Tropfen Sanddornfruchtfleischöl, die der Haut gleichzeitig eine frische Farbe verleihen. Doch Vorsicht beim Mischen: Das Sanddornfruchtfleischöl leuchtet intensiv orange und kann in konzentrierter Form die Kleidung verfärben.

Aloe Vera Öl ist ein so genanntes Mazerat, ein Auszug von Aloe barbadensis in fettem Öl. Dafür werden die dickfleischigen Aloeblätter für einige Zeit in ein fettes Öl eingelegt, wo sie ihre fettlöslichen Wirkstoffe teilweise an das Pflanzenöl abgeben.

Der Anteil an Limette und Kokosfett verleiht dem „Après Soleil" seinen tropischen Duft.

Verteilen Sie es reichlich nach einem Sonnentag auf zuvor kühl abgeduschter noch nasser Haut.

Sonnenlaube Körperöl

Basisöl: 40 ml Jojobawachs, 60 ml Aprikosenkern-, Mandel- oder Macadamianussöl	
Mandarine grün	10 Tropfen
Rosen-Attar	6 Tropfen
Immortelle 10 % in Jojobawachs	10 Tropfen
Vanille	7 Tropfen
Vetiver	3 Tropfen

Das Körperöl Sonnenlaube ist meine neueste Rezeptur und eine Besonderheit.

Hier habe ich das kostbare Rosen-Attar, eine spezielle Destillation von Rose in Sandelholzöl, mit fruchtigen, samtig-süßen, geheimnisvoll erdigen Ölen und einer warm-würzigen Note zusammengefügt, um einen Duft zu erhalten, der an spätsommerliche sonnendurchflutete Nachmittage im Garten erinnert. Dieses Körperöl kann auch auf der seelischen Ebene den Sommer noch ein bisschen in uns erhalten oder wiederaufleben lassen, wenn die Tage schon grau und nass werden. Und weil der Duft so schön ist, habe ich in der gleichen Komposition ein Naturparfüm erstellt, nur in höherer Konzentration.

> Da Rosen-Attar extrem teuer und auch oft gar nicht am Markt verfügbar ist, können Sie es ersetzen durch 10 Tropfen Sandelholz 10 % in Jojobawachs und 8–10 Tropfen Rose 1 % in Jojobawachs.

„So Sein" Körperöl

Basisöl: 40 ml Jojobawachs, 60 ml Aprikosenkern-, Mandel- oder Macadamianussöl	
Bergamotte (furocumarinarm)	4 Tropfen
Ylang Ylang komplett	2 Tropfen
Iris 1 % in Jojobawachs	5 Tropfen
Linaloeholz	2 Tropfen
Benzoe Siam	3 Tropfen
Sandelholz 10 % in Jojobawachs	8 Tropfen
Patchouli	2 Tropfen

Das feinblumige Körperöl „So Sein" mit dem sinnlichen Patchouli-Unterton bildet eine schützende Hülle um den Körper und lässt uns so sein, wie wir sind. Wenn Sie das Gefühl haben, gerade im Hamsterrad des Selbstoptimierungswahns festzustecken, kann Sie das Öl zwar auch nicht „herauszaubern", aber vielleicht einen duftenden Hinweis geben, sich wohlwollend in Ihrem „So Sein" anzunehmen.

Ich greife besonders in anstrengenden Lebenssituationen, in denen auch einmal persönliche Abgrenzung gefragt ist, zu diesem Öl. Sehr angenehm ist vorher ein Duschbad mit dem ähnlich zusammengesetzten gleichnamigen Duschgel.

Wem 2 Tropfen Patchouli zu viel sind, der kann selbstverständlich auch nur 1 Tropfen in das Öl geben. Probieren Sie es aus und lassen Ihre Nase entscheiden, denn die hat im Zweifelsfall immer recht.

Andante Körperöl

Basisöl: 40 ml Jojobawachs, 60 ml Aprikosenkern-, Mandel- oder Macadamianussöl	
Mandarine grün	5 Tropfen
Grapefruit komplett	2 Tropfen
Orange	3 Tropfen
Petit Grain Bigaradier	2 Tropfen
Neroli 10 % in Jojobawachs	10 Tropfen

Jasmin 4 % in Weingeist oder 10 % in Jojobawachs	1 Tropfen
Linaloeholz	3 Tropfen
Immortelle 10 % in Jojobawachs	4 Tropfen
Benzoe Siam	2 Tropfen
Zeder	1 Tropfen

Andante ist eines meiner Lieblings-Körperöle. Aufmunternd und beschwingt holt es einen aus jedem Stimmungstief und jeder Lethargie. Dabei hat die Mischung auch eine durchaus kräftigende und stärkende Komponente. Sie eignet sich für einen guten Start in den Tag. Genauso lädt sie aber zu Musik und Tanz ein.

Wenn Sie mal so einen frischen kräftigen „Anstups" brauchen, pflegen Sie Ihren Körper mit Andante. Ideal sind vorher kühle Kneipp-Anwendungen. Vielleicht liegt Ihnen dann schon im Bad ein Liedchen auf den Lippen.

Mondfee Körperöl

Basisöl: 40 ml Jojobawachs, 40 ml Aprikosenkernöl, 20 ml Sesamöl	
Mandarine grün	3 Tropfen
Orange	1 Tropfen
Bergamotte	2 Tropfen
Rose 1 % in Jojobawachs	10 Tropfen
Jasmin 4 % in Weingeist oder 10 % in Jojobawachs	1 Tropfen
Iris 1 % in Jojobawachs	6 Tropfen
Vanille	2 Tropfen
Koriandersamen	1 Tropfen
Vetiver	1 Tropfen

Mondfee ist ein Körperöl zum abendlichen Verwöhnen. Es umhüllt wie ein zarter Schleier und ist ideal nach einem Entspannungsbad, um von all dem Trubel des Tages herunterzukommen. Es lädt Groß und Klein zum Träumen ein. Neben der Körperpflege kann ich mir eine Hand- oder Fußeinreibung für Kinder oder alte Menschen vor dem Einschlafen vorstellen.

Ananda Körperöl

Basisöl: 40 ml Jojobawachs, 60 ml Aprikosenkern-, Mandel- oder Macadamianussöl	
Bergamotte	3 Tropfen
Mandarine grün	2 Tropfen
Orange	2 Tropfen
Lavendel	5 Tropfen
Ylang Ylang komplett	4 Tropfen
Iris 1 % in Jojobawachs	7 Tropfen
Sandelholz 10 % in Jojobawachs	10 Tropfen
Benzoe Siam	4 Tropfen

Ananda ist ein sehr weibliches Körperöl – gemacht für die blumigen und einfach schönen Stunden im Leben. Der Begriff Ananda kommt aus dem Sanskrit und bedeutet Glückseligkeit. Also gönnen Sie sich Ananda doch einfach zum glücklichen Genießen, oder verwöhnen Sie einen lieben Menschen damit.

Zum punktuellen Auftragen gibt es hierzu auch eine ganz ähnliche Rezeptur für ein Naturparfüm.

Que Sera Körperöl

Basisöl: 40 ml Jojobawachs, 60 ml Aprikosenkern-, Mandel- oder Macadamianussöl	
Grapefruit komplett	7 Tropfen
Lavendel	2 Tropfen
Linaloeholz	4 Tropfen
Sandelholz 10 % in Jojobawachs	5 Tropfen
Tonka	1 Tropfen
Patchouli	1 Tropfen

„Que Sera" ist ein eigenwillig duftendes Körperöl ohne blumige Komponente. Passend dazu habe ich ein Duschgel und Naturparfüm entworfen. Für mich hat dieser Duft eine geheimnisvolle Note, Patchouli ist durchaus „präsent". Probieren Sie aus, ob es Ihnen gefällt.

Felsendohle Körperöl

Basisöl: 40 ml Jojobawachs, 40 ml Mandelöl, 20 ml Aloe Vera Öl	
Limette	2 Tropfen
Grapefruit komplett	2 Tropfen
Myrte Anden	3 Tropfen
Zirbelkiefer	3 Tropfen
Latschenkiefer	2 Tropfen
Lavendel	2 Tropfen
Tonka	2 Tropfen
Zeder	1 Tropfen

Das frische und nach Nadelhölzern duftende „Felsendohle Körperöl" weckt Assoziationen zu Natur und freien Höhen. Den frisch-herben Geruch mit einer feinen balsamischen Unternote mögen sicher Männer besonders. Es passt gut nach sportlichen Aktivitäten, besonders in Verbindung mit dem „Felsendohle Duschgel", oder für Menschen, die sich gerne draußen in Wald und Gebirge aufhalten.

Massageöle

Was gibt es Schöneres als eine Hand- oder Fußmassage am Abend zur Entspannung und Erholung? Hiervon profitieren Kinder genauso wie Erwachsene. Liebevolle körperliche Berührungen sind rar geworden in unserer hektischen, von Rationalität und „Coolness" geprägten Welt, dabei tun sie uns doch allen so unendlich gut. Manchmal haben wir schon Hemmungen, sie überhaupt zuzulassen. Das ist wirklich schade, denn damit verzichten wir auf ein Stück Lebensglück! Trauen Sie sich, überwinden Sie behutsam eventuelle Barrieren und massieren sich achtsam gegenseitig – oder auch sich selbst. Trauen hat mit Vertrauen zu tun. Zwischen massierender und massierter Person sollte Vertrauen bestehen, damit das Ganze ein echter Genuss wird. Aufrichtige, ehrliche Zuwendung und Präsenz beim Massieren sind dabei das Wichtigste. Sie glauben gar nicht, was wir mit unseren Händen alles erspüren können, wenn wir aufmerksam mit allen Sinnen „bei der Sache" sind.

Ruhekissen Melisse Massageöl

Basisöl: 50 ml Mandelöl	
Orange	5 Tropfen
Melisse 10 % in Jojobawachs	10 Tropfen
Linaloeholz	10 Tropfen
Benzoe Siam	10 Tropfen
Narde	2 Tropfen

Eine Hand- oder Fußmassage mit dem „Ruhekissen Melisse Massageöl" wirkt ausgleichend und beruhigend. Orange setzt einen fröhlichen Akzent, Benzoe Siam schenkt Geborgenheit, Narde fördert die Schlafbereitschaft, und der Anteil Melisse ist hilfreich bei Ängsten, die sich aufs Herz legen.

So kann der Mensch durch eine Massage, verbunden mit diesem Duft, zu heiterer gelassener Ruhe kommen und vielleicht unbesorgt einschlafen.

Ruhekissen Rosengeranie Massageöl

Basisöl: 50 ml Mandelöl	
Orange	10 Tropfen
Linaloeholz	7–8 Tropfen
Rosengeranie	7–8 Tropfen
Benzoe Siam	7 Tropfen
Narde	2 Tropfen

Die Massageöle „Ruhekissen Rosengeranie" und „Ruhekissen Melisse" habe ich vor Jahren im Rahmen einer Projektarbeit mit demenzkranken Altenheimbewohnern entworfen. Ich wollte herausfinden, ob sich durch die Kombination aus Massage und passenden ätherischen Ölen Unruhe- und Angstzustände verbessern lassen. Die Ergebnisse waren sehr erfreulich. Anhand einer selbst entwickelten Dokumentation konnte ich zeigen, dass sich sowohl körperliche als auch psychische Unruhe verbesserten und sich darüber hinaus die Menschen öffneten und viel mehr zu erzählen begannen. Es baute sich Vertrauen auf und aus.

Was im Rahmen des Projekts hilfreich war, können Sie natürlich auch für sich selbst und Ihre Lieben nutzen. Solch ein Massageöl kann z. B. ein schönes Geschenk für einen Krankenbesuch sein. Ein lieber Mensch, der vielleicht einsam und allein im Krankenhaus liegt und sich Sorgen um seine Gesundheit macht, wird so ein – im wahrsten Sinne des Wortes – berührendes Geschenk dankbar annehmen.

Abendruhe Massageöl

Basisöl: 50 ml Mandelöl	
Bergamotte	2 Tropfen
Melisse 10 % in Jojobawachs	10 Tropfen
Linaloeholz	10 Tropfen
Benzoe Siam	10 Tropfen
Narde	2 Tropfen

Wenn mal gar nichts geht mit Einschlafen und sich das Gedankenkarussell wie verrückt weiterdreht, muss es nicht immer Lavendel sein. Die bewährte beruhigende und Geborgenheit vermittelnde Kombination aus Linaloeholz und Benzoe Siam kennen Sie schon. Bergamotte und Melisse wirken angstlösend und bringen ein tröstliches Licht am Horizont, und die Narde unterstützt uns darin, das Gedankenkarussell sein zu lassen. Wir gewinnen eine heilsame Distanz zu unseren Gedanken, lassen sie einfach kommen und gehen, ohne uns von ihnen überfallen zu lassen.

Also, ruhig noch einmal aus dem Bett aufstehen bei solchen Einschlafschwierigkeiten und die Füße mit Abendruhe massieren – mit oder ohne vorhergehendes Fußbad – evtl. warme Socken anziehen und wieder ins Bett schlüpfen.

Samtpfötchen Fußmassageöl

Basisöl: 30 ml Mandelöl	
Lavendel	25 Tropfen
Mandarine	13 Tropfen
Vanille	15 Tropfen

Das „Samtpfötchen Fußmassageöl" lieben auch Kinder. Oder Sie verwenden es einfach zum Herunterkommen nach einem turbulenten Tag. Der Duft meiner Mischung weckte in mir sofort die Assoziation nach einer Katze mit ihren Samtpfötchen, die sich schnurrend auf dem Schoß niedergelassen hat. Behaglich und wohl behütet auf der Couch von einem lieben Menschen die Füße massieren lassen – herrlich!

Hand- und Lippenpflege

Malavako Handcreme

Sheabutter	20 g
Wollwachs	20 g
Bienenwachs	3 g (1 gestr. TL)
Jojobawachs	10 g
Mandelöl	30 g
Nerolihydrolat	70 ml
Mandarine grün	11–15 Tropfen
Lavendel	15 Tropfen
Vanilleextrakt	15 Tropfen
Koriandersamen	5 Tropfen

Variante: Maláneva Handcreme

Sheabutter	20 g
Wollwachs	20 g
Bienenwachs	3 g (1 gestr. TL)
Jojobawachs	10 g
Mandelöl	30 g
Nerolihydrolat	70 ml
Mandarine grün	11–15 Tropfen
Lavendel	15 Tropfen
Vanilleextrakt	15 Tropfen
Neroli 10% in Jojoba	5 Tropfen

Schmelzen Sie alle Fettbestandteile zusammen mit dem Nerolihydrolat in einer Schale im Wasserbad. Entfernen Sie die Schale von der Heizquelle und rühren nun alles mit viel Geduld (es dauert lange!), bis sich eine gleichmäßig cremige Konsistenz ergibt. Tropfen Sie dann die ätherischen Öle dazu und rühren weiter bis zum Erreichen von Raumtemperatur. Füllen Sie die fertige Creme in Cremedöschen ab und beschriften Sie mit einem schönen Etikett.

Gehen Sie bei allen Schritten äußerst sorgfältig und hygienisch vor. Verwenden Sie nur saubere, am besten vorher mit Isopropanol desinfizierte Utensilien.

> Unterbrechen Sie das Rühren nicht, stellen Sie die halbfertige Creme zum schnelleren Auskühlen nicht ins Kühle. Sie erhält sonst keine gleichmäßige Konsistenz. Hier müssen Sie sich wirklich Zeit und Muße nehmen.
> Setzen Sie die fertige Creme möglichst keinen starken Temperaturschwankungen aus, da sich sonst Klümpchen bilden. Dies mindert zwar die Qualität nicht, die Klümpchen zergehen beim Auftragen auf die Haut, aber die Creme sieht halt nicht so schön aus.

Beide Handcremes sind reichhaltig und von einem feinen balsamischen Duft. Malavako riecht etwas würziger, Malaneva etwas leichter. Gönnen Sie Ihren Händen speziell nach starker Beanspruchung oder in der kalten Jahreszeit diese wohltuende Pflege.

Lippenbalsam

Sheabutter	2 TL
Bienenwachs	1 TL
Mandelöl	2 TL
Benzoe Siam	4 Tropfen
Karottensamen	3 Tropfen
Rose 1% in Jojobawachs	10 Tropfen
Linaloeholz	5 Tropfen

Schmelzen Sie alle Fettbestandteile in einem kleinen Schälchen im Wasserbad. Wenn alles geschmolzen ist, nehmen Sie das Schälchen aus dem Wasserbad und rühren gleichmäßig bis zu einer cremigen Konsistenz. Tropfen Sie die ätherischen Öle dazu und rühren nochmals durch. Füllen Sie die noch warme Masse in ganz kleine Cremedöschen (ca. 10 g). Beim Erkalten wird dieser Lippenbalsam fest. Alternativ zu Cremedöschen, wenn Sie solch kleine nicht bekommen, können Sie sich aus der Apotheke 10 g Kruken (so heißen dort die Salbendöschen) mit Schraubdeckel besorgen.

Für den schützenden Lippenbalsam habe ich besonders hautpflegende ätherische Öle ausgewählt. Benzoe, Rose und Linaloeholz verleihen einen feinen balsamischen Duft. Karottensamen, der für sich alleine ziemlich erdig riecht, hat ausgezeichnete hautregenerierende und schützende Eigenschaften. Das Karottensamenöl wird durch Wasserdampfdestillation aus den Samen der Karotte gewonnen und stellt eine ausgesprochene Basisnote dar.

Duschgele und Peelings

Zur Herstellung Ihres eigenen Duschgels benötigen Sie als Grundlage ein hautfreundliches, biologisch abbaubares, neutrales Duschgel ohne bedenkliche Zusätze. Bei Naturkosmetik ist der Einsatz von Emulgatoren und Konservierungsstoffen stark eingeschränkt. Ebenso wird auf den Einsatz von waschaktiven Tensiden auf Erdölbasis weitestgehend verzichtet. Stattdessen finden Tenside auf pflanzlicher Basis Verwendung. Als waschaktive Substanzen werden meist Zuckertenside verwendet. Bei der Auswahl ist Folgendes zu beachten:

- Wählen Sie zertifizierte Naturkosmetik-Produkte ohne synthetische Farb- und Konservierungsstoffe oder andere umstrittene Zusatzstoffe wie z. B. PEG-Tenside. Diese Stoffe können die natürliche Hautbarriere empfindlich stören und das biologische Gleichgewicht unserer mikrobiellen Hautflora beeinträchtigen. Dies begünstigt Austrocknung, Irritationen, Allergien und Hauterkrankungen. Einige stehen sogar im Verdacht, hormonelle Einflüsse auszuüben, z. B. die als Weichmacher in manchen Kunststoffflaschen (Duschgel) oder als Vergällungsmittel für Alkohol (Alcohol denat.) eingesetzten Phthalate. Sie gelangen durch Herauslösen und Diffusion in die Kosmetika. Einige als besonders gesundheitsschädlich bekannte Phthalate (z. B. DEHP, BBP und DBP) dürfen nicht in Kosmetika eingesetzt werden.
- Mikroplastik (Polyethylen), z. B. in Peeling-Kügelchen, ist äußerst umweltbelastend und findet sich schon mehr als genug in unseren Meeren und im Boden. Es kann in Kläranlagen nicht herausgefiltert werden. Zertifizierte Naturkosmetik enthält kein Mikroplastik.
- Achten Sie darauf, dass in den Kosmetikprodukten kein Natriumlaurylsulfat (SLS) oder Natriumlaurethsulfat (SLES) enthalten ist. Diese aggressiven Tenside zerstören nachhaltig den Fett-Feuchtigkeitsfilm der Haut und machen sie durchlässiger für Schadstoffe.
- **T**riclosan ist ein (immer noch) zugelassener Konservierungsstoff für kosmetische Mittel, der allerdings nicht nur konservierend, sondern auch antibakteriell wirkt. Er darf bis zu 0,3 Prozent in Zahnpasta, Handseife, Bade- und Duschprodukten, nicht sprühbaren Deodorantien, Gesichtspuder und Abdeckstiften sowie Nagelpflegeprodukten und bis zu 0,2 Prozent in Mundwässern eingesetzt werden. Triclosan ist eine schwer abbaubare

chlororganische Verbindung mit erheblichem toxischem Potenzial. Sie kann u. a. Kontaktallergien auslösen und unter UV-Strahlung Dioxine bilden. Tierversuche weisen auf eine mögliche Schädigung des Hormonsystems hin. Eine regelmäßige Verwendung von Produkten, die Triclosan in geringer Konzentration enthalten, kann bakterielle Resistenzen gegenüber anderen antimikrobiellen Stoffen fördern. Zertifizierte Naturkosmetik darf kein Triclosan enthalten.

Leider ist der Begriff Naturkosmetik weder klar definiert noch gesetzlich geregelt. Woran erkennt man dann „echte" Naturkosmetik? Die Frage ist schwierig zu beantworten. Eine gewisse Sicherheit geben zertifizierte Produkte, aber die Standards der einzelnen Siegel wie Natrue, ecocert, BDIH sind unterschiedlich und stellen zudem nur Mindestanforderungen dar. Das bedeutet, dass naturnahe, also chemisch veränderte Naturstoffe je nach Siegel mehr oder weniger eingesetzt werden dürfen. Weiterhin ist nicht ersichtlich, ob z. B. das eingesetzte Palmöl aus ökologischem Anbau stammt. Es gibt allerdings kosmetische Produkte von Herstellern, deren Kriterien für die Inhaltsstoffe weit über das geforderte Maß der verschiedenen Siegel hinausgehen, und die daher kein Siegel tragen. Folgendes ist in zertifizierter Naturkosmetik nicht erlaubt:
- Paraffine
- Silikone
- Chemisch-synthetische Duft- und Farbstoffe
- Radioaktive Bestrahlung
- Tierversuche

Eine pauschale Bewertung kosmetischer Inhaltsstoffe ist nicht sinnvoll, da jeder individuell sowohl auf synthetische wie auf natürliche Inhaltsstoffe reagieren kann. Die Frage ist jedoch, ob wir, die wir ein Teil der Natur sind, synthetische oder veränderte Stoffe zur Pflege unseres Körpers überhaupt brauchen, wo uns die Natur doch alles Notwendige bietet. Insofern erscheint mir die Verwendung möglichst natürlicher Substanzen zur Körperpflege viel logischer und sinnvoller, selbstverständlich unter Beachtung der zur Verfügung stehenden Ressourcen.

Wenn Sie es ganz genau wissen wollen, machen Sie sich mit der verpflichtenden INCI-Deklaration (International Nomenclature of Cosmetic Ingredients) von Kosmetika vertraut. Das INCI-System informiert detailliert über die Bestandteile in Kosmetika. Nach der INCI-Deklaration werden alle enthaltenen Inhaltsstoffe unter dem Titel „Ingredients" einzeln aufgeführt, und zwar in abnehmender Reihenfolge der Konzentration. Auf „haut.de" können Sie sich über die einzelnen Inhaltsstoffe im Detail informieren. Hierzu bietet diese regelmäßig aktualisierte Internet-Plattform eine Broschüre „Kosmetika – Inhaltsstoffe – Funktionen" zum kostenlosen Download als pdf-Dokument an. Zusätzlich gibt es von haut.de eine kostenfreie INCI App, die Informationen zu mehr als 20.000 Inhaltsstoffen enthält.

Zertifizierte Naturkosmetik (BDIH, Natrue oder Ecocert) erhalten Sie in gut geführten Apotheken, Naturkost-Fachgeschäften oder Drogeriemärkten. Sie können auch im Internet die Suchfunktion von www.natrue.org nutzen, um ein geeignetes Produkt zu finden. Einige seien hier als Beispiele genannt (alphabetische Reihenfolge):

- Alterra: Sensitiv Dusch-Shampoo parfümfrei (Rossmann-Hausmarke)
- Alverde: Ultrasensitive Duschcreme (dm-Hausmarke)
- neobio: Duschcreme Sensitiv
- Lavera: Sensitiv Duschgel 2in1
- Bewusst ohne Naturkosmetik-Siegel, weil noch höhere Qualitäts-Standards als vom Gesetzgeber für Naturkosmetik vorgegeben, gestellt werden: Bahnhof-Apotheke Kempten: Duschgel neutral

Für die Duschgele werden die ätherischen Öle mit jeweils 100 ml neutralem Duschgel gemischt.

Zum Mischen füllen Sie 100 ml Duschgelgrundlage in ein Becherglas geben die ätherischen Öle dazu und rühren solange mit dem Glasstab um, bis alles gleichmäßig vermischt ist. Sie sehen es daran, dass es keine Schlieren mehr gibt. Anschließend füllen Sie die fertige Mischung in die Kunststoff-Spenderflasche mit Klappdeckel.

Bei relativ dünnflüssigen Duschgelgrundlagen können Sie direkt in der Flasche mischen, also ca. die Hälfte der Grundlage hineingeben, ätherische Öle dazu tropfen, restliche Grundlage auffüllen und durch Umschütteln mischen.

La Dolce Vita Duschgel

Basis: 100 ml neutrales Duschgel	
Zitrone	3 Tropfen
Limette	4 Tropfen
Orange	4 Tropfen
Bergamotte	2 Tropfen
Mandarine grün	3 Tropfen
Grapefruit komplett	5 Tropfen
Petit Grain Bigaradier	1 Tropfen
Zeder	2 Tropfen
Zypresse	1 Tropfen

Die Duftkomposition „La Dolce Vita" vermittelt pure Lebensfreude. Mann und Frau genießen damit gleichermaßen ein prickelndes Duschvergnügen. Egal, ob zum Start in den Tag, nach dem Sport oder einfach so, ist „La Dolce Vita" ein Gute-Laune-Duschgel, das auch bei Jugendlichen gut ankommt.

Bella Vista Duschgel

Basis: 100 ml neutrales Duschgel	
Grapefruit komplett	5 Tropfen
Orange	4 Tropfen
Litsea	3 Tropfen
Rosengeranie	2 Tropfen
Benzoe Siam	4 Tropfen

Frisch und spritzig, aber doch mit einer weichen Note entfaltet sich der Duft von „Bella Vista". Ein Familien-Duschgel für jeden Tag. Ich habe es „Bella Vista" genannt, weil sein Duft für mich die schöne Aussicht auf einen freundlichen Tag symbolisiert.

„So Sein" Duschgel

Basis: 100 ml neutrales Duschgel	
Bergamotte	2 Tropfen
Orange	2 Tropfen
Lavendel	3 Tropfen
Ylang Ylang komplett	2 Tropfen
Linaloeholz	2 Tropfen
Benzoe Siam	2 Tropfen
Iris 1 % in Jojobawachs	7 Tropfen
Sandelholz 10 % in Jojobawachs	10 Tropfen
Patchouli	1 Tropfen

Das Duschgel „So Sein" duftet im Unterschied zum gleichnamigen Körperöl durch den Zusatz von Orange etwas fruchtiger, aber dennoch weich in Verbindung mit ausgleichendem Lavendel. Ich muss gestehen, dass ich diese Rezeptur immer mal wieder geringfügig variiere. Leider habe ich hierzu keine Aufzeichnungen; deshalb empfehle ich Ihnen ja auch, eigene Rezepturen immer sofort zu notieren, sonst sind sie weg.

Eine gute Alternative zu Ylang Ylang ist sicherlich eine Spur Jasmin, Orange lässt sich durch Limette (frisch) oder Mandarine (weich-süß) ersetzen. Statt Iris passen bestimmt auch 3 Tropfen Rosengeranie und 2 Tropfen Tonka. Probieren Sie selbst Ihre Lieblingsmischung und variieren Sie ruhig, denn der Körper soll sich nicht an immer den gleichen Duft gewöhnen.

Felsendohle Duschgel

Basis: 100 ml neutrales Duschgel	
Grapefruit komplett	2 Tropfen
Myrte Anden	5 Tropfen
Weißtanne	5 Tropfen
Zirbelkiefer	5 Tropfen
Latschenkiefer	5 Tropfen
Lavendel	3 Tropfen
Weihrauch arabisch	2 Tropfen
Tonka	4 Tropfen
Zeder	1 Tropfen

In meiner Familie gibt es viele leidenschaftliche Bergsteiger und Bergsteigerinnen. Was lag näher, als ein Duschgel zu kreieren, das im Duft an hohe Bergregionen erinnert. Mit seinem frischen Nadelholzduft, der durch die Basisnoten etwas geerdet und abgerundet wird, eignet sich das „Felsendohle Duschgel" hervorragend für eine erfrischende Dusche nicht nur nach einer Bergtour, sondern generell nach dem Sport. In einem biologisch abbaubaren Duschgel eingearbeitet, können Sie es sogar beim Zelten mitnehmen und sich (mit einer kleinen Menge) im Bach damit waschen. Davon nimmt die Umwelt keinen Schaden. Passend dazu gibt es das „Felsendohle-Körperöl".

Route „55" Duschgel

Basis: 100 ml neutrales Duschgel	
Grapefruit komplett	4 Tropfen
Limette	5 Tropfen
Litsea	1 Tropfen
Linaloeholz	4 Tropfen
Sandelholz 10 % in Jojobawachs	10 Tropfen
Zeder	2 Tropfen

Die legendäre Route 66 ist ein Begriff – aber warum heißt das Duschgel Route „55"? Nun, ich war auf der Suche nach einem Geschenk für einen Freund meines Mannes, der 55 Jahre alt wurde. Er hatte kurz zuvor einen USA-Urlaub verbracht, und als individuelles Geschenk entstand eben Route „55". Der Duft ist frisch und kräftig, mit feiner Holznote, und eignet sich besonders für Männer.

Que Sera Duschgel

Basis: 100 ml neutrales Duschgel	
Grapefruit komplett	5 Tropfen
Linaloeholz	3 Tropfen
Sandelholz 10 % in Jojobawachs	10 Tropfen
Patchouli	3 Tropfen

Ähnlich, aber nicht gleich im Duft bildet das „Que Sera Duschgel" eine gute Ergänzung zum gleichnamigen Körperöl.

> **Wissenswertes rund ums Duschen**
> - Nicht täglich mit Duschgel duschen, oft reicht klares Wasser, die Haut besitzt eine Selbstreinigungsfunktion – wenn wir sie lassen. Frischer Schweiß lässt sich einfach und problemlos mit Wasser abspülen.
> - Die aufgeführten Duschgele kann man auch zum Waschen verwenden, z. B. in der Achselregion oder stark verdünnt für Ganzkörperwaschungen.
> - Trockenbürsten vor dem Duschen regt die Durchblutung und den Kreislauf an, entfernt abgestorbene Hautschüppchen. Es darf nicht bei Krampfadern auf betroffenen Bereichen durchgeführt werden.
> - Duschgang möglichst mit kühlem Abbrausen abschließen (Kälteverträglichkeit ist individuell verschieden, ausprobieren!). Ideal hierfür: ein Kneipp-Gießrohr mit Bajonettverschluss zum schnellen Wechsel an der Duschbrausenarmatur. Das Wasser aus dem Gießrohr ummantelt den Körper viel besser und weicher als ein Wasserstrahl aus der Brause.

Basen-Meersalz-Peeling für samtweiche Haut: Eine gesunde Ergänzung

Kennen Sie das: Die Haut fühlt sich manchmal fahl, rau, schuppig oder etwas körnig an? Wenden Sie von Zeit zu Zeit ein – idealerweise basisches – Meersalz-Peeling an. Bei empfindlicher Haut empfiehlt es sich je nach Hautzustand alle 1–2 Monate, bei normaler oder robuster Haut darf es einmal monatlich oder sogar öfter sein. Während einer Fastenkur würde ich es auf jeden Fall durchführen, um den Entgiftungs- und Erneuerungsprozess der Haut zu unterstützen. Wenn Sie gerne in die Sauna gehen, bietet sich das Peeling hin und wieder nach dem zweiten Saunagang an. Sie können es sich zu Hause fertig mischen und in einem kleinen Gläschen mitnehmen.

Hervorragend eignet sich hierfür das Basische Entschlackungsbad Entoxin® der Firma Spenglersan. Es enthält u. a. Meersalz, Himalaya-Salz, natürliche Mineralien sowie Aquamarin, Bergkristall und Rosenquarz. Mit seinem pH-Wert von 8,5–9 in Wasser fördert es die Säureausleitung über die Haut. Neben seiner Hauptanwendung als Basenbad schätze ich die hautglättende Wirkung im Peeling sehr.

Für ein Ganzkörper-Peeling nehmen Sie 2 Esslöffel Salzbad und geben ätherische Öle Ihrer Wahl dazu (max. 10–12 Tropfen insgesamt). Das verstärkt die Wirkung und nimmt dem Salz den leicht fischigen Geruch, der allen Basenprodukten zueigen ist.

Entschlackend, ausleitend, entgiftend sind Wacholderbeere, Rosmarin verbenon (Vorsicht bei Bluthochdruck!).

Hautstoffwechselanregend sind Grapefruit, Limette, Litsea, Mandarine, Myrte marokkanisch, Myrte türkisch, Niaouli.

Entstauend, gewebestraffend sind Immortelle, Mandarine, Myrte marokkanisch, Orange, Rosengeranie, Sandelholz, Zypresse.

Peeling entschlackend

Statt des Basischen Entschlackungsbads können Sie auch ein natürliches Meersalz ohne Zusätze oder Totes Meersalz mit den Ölen mischen.

Grapefruit komplett	5 Tropfen
Litsea	2 Tropfen
Wacholderbeere	2 Tropfen

Die Öle auf 2 EL Salz in ein Schälchen (Porzellan, Keramik oder Glas) geben und gleichmäßig mit einem Teelöffel vermischen. In der Dusche die nasse Haut damit von unten nach oben einreiben und leicht massieren; abduschen, zum Schluss den Körper kühl abbrausen; Wasser nur abstreifen und Körper einölen.

Sauna-Honigpeeling

Eine herrliche Wohltat in der Sauna ist das Honigpeeling. Es entfaltet in der Wärme einen wunderbaren Duft und pflegt die Haut am ganzen Körper samtweich.

200 ml flüssiger Honig	
Orange	10 Tropfen
Koriandersamen oder Kardamomkapsel grob gemahlen bzw. geschrotet	2 Esslöffel

Grob gemahlene oder geschrotete Koriander- oder Kardamomsamen mit leicht erwärmtem flüssigen Honig in einem Schraubglas mischen, ätherische Öle dazutropfen, alles nochmals vermischen.

Bereiten Sie sich die Mischung vor dem Saunabesuch vor und füllen sie in ein kleines Schraubglas ab, das Sie mitnehmen. Verteilen Sie vor dem letzten Saunagang das Honiggemisch am ganzen Körper, reiben Sie sich gut damit ein und genießen die wohltuende Wärme und den einhüllenden Duft. Keine Angst, es klebt nicht. Der Honig verflüssigt sich auf der Haut unter Wärmeeinwirkung, und die Inhaltsstoffe der Mischung dringen tief in die Haut ein. Nach dem Saunagang einfach mit Wasser abduschen (ggf. ein Sieb in den Duschabfluss legen, damit die Samen ihn nicht verstopfen).

Orange hat neben dem schönen Duft einen gewebeentstauenden Effekt, und Koriander wirkt entspannend und desinfizierend. Die grob gemahlenen oder geschroteten Koriandersamen ergeben ein sanftes, hautfreundliches Peeling. Wünschen Sie einen eher orientalisch-sinnlichen Duft, der ganzheitlich entspannt, so wählen Sie statt Koriandersamen Kardamomkapseln, die Sie ebenfalls grob mahlen oder schroten. Gerade in stressigen Zeiten hat Kardamom einen beruhigenden und stärkenden Einfluss auf unser Nervenkostüm.

Zum Mahlen der Gewürze können Sie einfach eine Kaffemühle verwenden. Bitte nehmen Sie für den gesundheitlichen Effekt nur reinen kaltgeschleuderten Imkerhonig.

Waschungen: Eine gesunde Alternative

Wie schon angedeutet, ist tägliches Duschen nicht sinnvoll für die Haut. Eine gute Alternative oder Ergänzung sind Waschungen, besonders für Menschen, die z. B. aufgrund von Krankheit oder Gebrechlichkeit nicht mehr baden oder duschen können. Eine Ganzkörperwaschung stärkt außerdem das Immunsystem, indem sie einen sanften Reiz auf Haut und Gefäße ausübt.

Wenn Sie Angehörige zu Hause pflegen, freuen sich diese bestimmt über eine liebevoll durchgeführte Waschung. Das kann z. B. mit Lavendel, Rosengeranie oder Linaloeholz zur Entspannung am Abend erfolgen oder mit Rosmarin (kreislaufanregend), Myrte marokkanisch oder Petit Grain am Morgen. Myrte und Petit Grain wirken zwar auch entspannend, sind aber für meine Nase eher Morgenöle. Entscheiden Sie selbst, Sie dürfen natürlich auch zwei oder drei Öle hierfür mischen.

Wenn Sie einen Menschen in seinen letzten Lebenstagen begleiten, gilt sicherlich: Weniger ist mehr, dafür mit Zuwendung und Achtsamkeit getan. Hier sind es vielleicht nur behutsame Gesichts-, Hand- und Arm- oder Fußwaschungen. Viel Gespür für das richtige Maß, den passenden Duft und den geeigneten Zeitpunkt sind dabei sehr von Bedeutung, um die Waschung zu einem gelungenen respektvollen Liebesdienst werden zu lassen. Dazu fällt mir ein Satz aus einem Gottesdienst ein: „Wir sind angehalten, einander die Füße zu waschen und nicht die Köpfe." Das zeigt mir auf sehr schöne Weise die würdevolle Haltung des Waschenden gegenüber dem Gewaschenen.

Vielleicht haben Sie einen schönen Wald- oder Wildnisgarten mit einer nicht einsehbaren Nische und einem Brunnen, Teich oder sonstigen Gewässer? – Wunderbar!

Dann waschen Sie sich doch einfach einmal dort am Morgen. Das kann ein herrlich frischer Start in den freien Tag werden. Es lässt sich natürlich auch wunderbar verbinden mit Kneippschem Tautreten auf der vom Morgentau glitzernden Wiese. Wenn es nicht zu kühl ist, lassen Sie Ihren Körper in der Sonne trocknen, ein gutes Gefäß- und Immuntraining!

Anleitung für Waschungen
Für eine Waschung brauchen Sie folgende Zutaten:
- 1 Waschschüssel (ca. 3–5 Liter Fassungsvermögen)
- Emulgator für die ätherischen Öle; wählen Sie unter folgenden aus:
  - ½ Tasse Milch (auch Hafer-, Dinkel-, Mandel-, Sojamilch möglich)
  - 1 Esslöffel Sahne
  - 1 Teelöffel Honig
  - 1 Teelöffel neutrale natürliche Seifengrundlage
  - 1 gestrichener Teelöffel Meersalz (kann bei häufiger Anwendung die Haut austrocknen)
- 3 bis max. 5 Tropfen ätherische Öle auf 3–5 Liter Wasser
- Bei trockener Haut oder Meersalz als Emulgator empfiehlt sich die Zugabe von 1 Teelöffel fettem Pflanzenöl (z. B. Mandelöl, Sonnenblumenöl).
- Waschlappen, am besten aus Leinen; Frottee oder andere Naturmaterialien gehen auch.

Bereiten Sie Ihre Mischung in einem kleinen Schälchen vor: Dazu träufeln Sie die ätherischen Öle in den ausgewählten Emulgator, fügen ggf. 1 Teelöffel fettes Pflanzenöl zu, vermischen alles gut, und geben das Ganze dann ins Wasser.

Wichtiger Hinweis
- Der Körper darf nicht frösteln oder auskühlen.
- Die Haut soll nur feucht werden, Waschlappen entsprechend auswringen.
- Die richtige Temperatur wählen: kühl = anregend; warm = beruhigend, entspannend; kühl kann schon 1–2 °C unter der Körpertemperatur sein (besonders bei Kranken oder Gebrechlichen); warm bedeutet eine Wassertemperatur von max. 40 °C.
- Handbewegungen beim Waschen:
    → Beruhigend: von der Körpermitte nach außen und abwärtsgerichtet
    → Anregend: von außen zur Körpermitte und aufwärtsgerichtet
    → Den Handdruck (leicht oder fester) dem Befinden der gewaschenen Person anpassen.
- Dem Körper anschließend Zeit zum Nachruhen bzw. zur Durchblutung und Wiedererwärmung geben, ggf. Decke und/oder Bademantel bereithalten.

Badezusätze

Baden Sie gerne hin und wieder? – Herzlichen Glückwunsch! Damit gönnen Sie sich etwas sehr Gutes, nämlich eine kleine Auszeit voller Muße, die nur Ihnen selber gehört. Zelebrieren Sie das ruhig, zum Beispiel mit Kerzen rund um die Badewanne, Lieblingsmusik, einer schönen Tasse Tee und nachher Ausruhen in einem flauschigen Bademantel. Nicht vergessen: Handy ausschalten und dafür sorgen, dass Sie nicht gestört werden. Manchmal kommen sogar die besten inspirierenden Ideen im Wohlfühl-Bad, während wir völlig gelöst und unverkrampft sind. Dann gewinnen nämlich Kreativität und Phantasie mehr Raum als im Alltag.

Stress lass nach Bad

1 Becher Sahne, 1 Teelöffel Honig	
Orange	3 Tropfen
Melisse 10 % in Jojobawachs	5 Tropfen
Lavendel	5 Tropfen
Benzoe Siam	3 Tropfen
Sandelholz 10 % in Jojobawachs	10 Tropfen

Sahne mit Honig leicht erwärmen, ätherische Öle dazu tropfen, gut vermischen und ins bereits eingelaufene Badewasser geben.

Dieses herrlich balsamisch duftende Bad eignet sich hervorragend, um nach einem anstrengenden Arbeitstag „runterzukommen" und zu entspannen. Die Badetemperatur beträgt idealerweise Körpertemperatur. Genießen Sie es, solange es Ihnen guttut – das kann ruhig eine halbe Stunde sein.

Wenn's draußen schneit Bad

1 Becher Sahne, 1 Teelöffel Honig	
Grapefruit komplett	4–5 Tropfen
Bergamotte	3–4 Tropfen
Kardamom	1 Tropfen
Linaloeholz	2–3 Tropfen
Benzoe Siam	2 Tropfen
Tonka	2 Tropfen

Sahne mit Honig leicht erwärmen, ätherische Öle dazu tropfen, gut vermischen und ins bereits eingelaufene Badewasser geben.

Dieses Bad wärmt wunderbar nach einem Winterspaziergang. Stellen Sie sich vor, Sie kommen aus dem dick verschneiten Winterwald nach Hause, draußen wird es schon dunkel, und Sie genießen dieses wohlig samtige Bad in der „Blauen Stunde" bei Kerzenlicht – vielleicht mit einer Tasse heißer Schokolade, gewürzt mit Vanille und einer Spur Kardamom. Das ist Geborgenheit und Gemütlichkeit pur.

Herz ist Trumpf Bad

1 Becher Sahne	
Mandarine grün	5 Tropfen
Rose 1 % in Jojobawachs	10 Tropfen
Rosengeranie	3 Tropfen
Ylang Ylang komplett	2 Tropfen
Vanille	3–5 Tropfen
Vetiver	1 Tropfen

Sahne mit ätherischen Ölen vermischen und ins bereits eingelaufene Badewasser geben.

Es gibt Tage wie auf rosaroten Wolken. Genau dafür passt dieses weiche blumig-süße Bad. Nicht nur Verliebte schwelgen in diesem traumhaften Duft, manchmal tun einem auch ganz alleine ein bisschen Luxus und Herzensfreude gut. Dieses Bad wirkt sehr harmonisierend, vielleicht sinkt sogar der Blutdruck dabei ein wenig.

Blütenzauber Bad

8–10 Esslöffel Meersalz	
Rose 1%	30 Tropfen
Rosengeranie	5 Tropfen
Jasmin 4%	3 Tropfen
Benzoe Siam oder Vanilleextrakt	10 Tropfen
Sandelholz 10%	15 Tropfen

Die Hälfte des Meersalzes in ein schönes Schraubglas geben, z. B. ein sauberes Marmeladenglas. Ätherische Öle dazutropfen, restliches Meersalz obendrauf geben und alles mit einem Löffel gut vermischen.

Dieses Bad ist ein pures Verwöhnprogramm, darin lässt sich herrlich träumen, allein oder zu zweit. Das Badesalz eignet sich auch sehr gut als Geschenk für einen lieben Menschen, hübsch verpackt und mit Bändern verziert. Wer mag, kann noch getrocknete Rosenblütenblätter dazugeben. Eine wunderschöne Ergänzung zum „Blütenzauber Bad" sind die Körperöle Ananda und Mondfee (S. 159/160).

Erkältungsbad

1 kleine Tasse Meersalz	
Cajeput	3 Tropfen
Fichte sibirisch	4 Tropfe
Myrte türkisch	4 Tropfen
Zirbelkiefer	4 Tropfen
Angelikawurzel	1 Tropfen

Ätherische Öle auf das Salz träufeln, gründlich vermischen und ins bereits eingelaufene Badewasser geben. Wenn Sie eine größere Menge auf Vorrat herstellen wollen, stellen Sie es genauso her, wie beim „Blütenzauber Bad" beschrieben (Mengen proportional umrechnen).

Für die Atemwege ist solch ein waldig duftendes Bad eine Wohltat. Es lässt Sie wieder freier und tiefer durchatmen. Allerdings sollten Sie nur in die Wanne steigen, wenn Sie fieberfrei und nicht zu sehr geschwächt sind. Duschen Sie Ihren Körper nach dem Bad mit warmem Wasser ab, kleine Salzreste auf der Haut könnten sonst möglicherweise Juckreiz verursachen – wie nach dem Baden im Meer. Nach diesem Bad empfiehlt sich ein besonders ausgiebiges Nachruhen.

Ohne Meersalz eignet sich diese Mischung sehr gut für die Sauna.

Haarpflege

Jeder Mensch hat anderes Haar: dick – fein, glatt – lockig, viel – wenig. Langes Haar, das weniger geschnitten wird, ist oftmals strapazierter, weil es von der Kopfhaut nicht bis in die Spitzen genährt wird, leichter im Wind zerzaust, und immer wieder auf dem Kragen aufstößt. So kommt es gerne einmal zu brüchigen Spitzen. Falsche Pflege, Färben, Dauerwellen (glücklicherweise nicht mehr so in Mode), Schwimmen in gechlortem Wasser sind die chemischen – und weitgehend vermeidbaren – Ursachen für angegriffenes Haar. Sonne, Salzwasser und Vitalstoffmangel durch einseitige Ernährung sowie hormonelle Veränderungen (Schwangerschaft, Stillzeit, Wechseljahre) oder schwere Erkrankungen und Chemotherapie bilden weitere Ursachen für angegriffenes Haar.

Hinweise für die tägliche Pflege
- Nur 1–2 mal pro Woche waschen.
- Haare täglich bürsten. Die „100 Bürstenstriche" unserer Großmütter hatten schon einen Sinn, nämlich, das Haar von der Kopfhaut bis in die Spitzen zu pflegen. Kopfmassage – zusätzlich oder alternativ – ist auch etwas sehr Angenehmes.
- Mildes Shampoo* und ggf. Spülung oder Haarkur ohne Silikone verwenden (zertifizierte Naturkosmetik).
- Nicht zu heiß föhnen.
- Möglichst die Haare nicht chemisch färben oder anderweitig chemisch behandeln (Festiger, Haarspray, Dauerwelle).
- Zum Färben/Tönen Pflanzen-Haarfarben verwenden (Naturkosmetik). Schauen Sie sich nach einer Naturfriseurin um – es lohnt sich!
- Haarpflegewachs in die Spitzen einmassieren (bei sehr trockenem, sprödem Haar ins gesamte Haar).

*Ein gutes Shampoo enthält kein Natriumlaurylsulfat (siehe Hinweise bei den Duschgelen), sondern Zuckertenside (z. B. Coco-Glucoside) als milde waschaktive Substanz.

Natürliches Haarpflegewachs

Kokosfett (naturbelassen)	3 EL (ca. 30 g)
Aloe Vera Gel (mind. 98 %ig, alternativ: Haargel aus zertifizierter Naturkosmetik)	1 EL (ca. 10 g)
Sheabutter (aus der Apotheke)	2 EL (ca. 20 g)
z. B. Limette, Litsea, Petit Grain	5–10 Tropfen insgesamt

Kokosfett mit Sheabutter und Aloe Vera Gel im Wasserbad (Becherglas in Topf mit heißem Wasser) erwärmen, bis alles geschmolzen ist, von der Wärmequelle entfernen, mit einem Spatel kalt rühren, bis die Masse eine gleichmäßige Konsistenz erreicht hat. Zum Schluss ätherische Öle hineintropfen und fertig kaltrühren.

> Bei zu schnellem Abkühlen bilden sich leicht Klümpchen, besonders Sheabutter neigt dazu. Es ist keine Qualitätseinbuße, Sie können es aber durch langsames Abkühlen und kontinuierliches Rühren weitgehend vermeiden. Bewahren Sie Ihr Haarpflegewachs am besten in einem gut schließenden Creme-Tiegel auf und entnehmen es immer mit einem sauberen Kunststoffspatel.

Kokosfett pflegt das Haar und lässt es wunderschön glänzen. Sheabutter, auch Karitébutter genannt, wird aus den Samenkernen des afrikanischen Sheabutterbaumes gewonnen und hat herausragende pflegende Eigenschaften auf Haut und Haar. Im Haarpflegewachs wirkt sie auch konsistenzerhöhend. Aloe Vera Gel wird aus den Blättern der dickfleischigen Wüstenlilie, wie die Aloe Vera Pflanze auch heißt, gewonnen. Es enthält viele Mineralien, Spurenelemente, Vitamine und Aminosäuren und ist ein ausgezeichneter Feuchtigkeitsspender. Verreiben Sie je nach Haarlänge und -beschaffenheit eine 1–2 haselnussgroße Menge Wachs zwischen beiden Handflächen und kneten Sie es in die Haare.

Im Sommerurlaub am Meer wird Ihr Haar Ihnen eine solche Pflege mit herrlichem Glanz und Spannkraft danken, denn das Salzwasser laugt das Haar aus, und es erscheint dadurch gerne strohig und brüchig. Falls Ihr Haarwachs bei heißen Temperaturen im Sommer recht dünnflüssig werden sollte, liegt das am niedrigen Schmelzpunkt von Kokosfett. Daher mein Hinweis, es in einem gut schließenden Creme-Tiegel aufzubewahren und es nicht unnötiger Hitze auszusetzen. Ich habe in meiner verbesserten Rezeptur den Anteil an Sheabutter aus diesem Grunde erhöht. Sie können ihn gerne noch weiter erhöhen und dafür weniger Kokosfett verwenden. Experimentieren Sie ruhig!

> Durch Salz und Sonne aufgeraute Haarspitzen lassen sich wunderbar mit ein paar Tropfen Macadamianussöl oder einer haselnussgroßen Menge Sheabutter (zwischen den Händen verreiben) glätten.

Naturparfüms

Die Naturparfüms mit ihren meist 8–10 %igen Mischungen ätherischer Öle in Jojobawachs ermöglichen uns mit einer eher punktuell bis kleinflächigen Anwendung, gesunde hautverträgliche Düfte je nach Stimmung und Intention anzuwenden.

Ein Naturduft hält in der Regel nicht so lange auf der Haut wie ein synthetisches Parfüm (außer Patchouli!), dafür beinhaltet er keine so bedenklichen Stoffe wie z. B. polyzyklische Moschusverbindungen, die unter anderem in konventionellen Wasch- und Putzmitteln, Kosmetika und der Parfümerie eingesetzt werden. Diese teilweise hochgiftigen Verbindungen werden leicht durch die Haut und über die Atmung aufgenommen. Sie sind schwer abbaubar und reichern sich stark in unserem Körper an. Die Substanzen können heftige Allergien auslösen, manche stehen auch im Verdacht, Krebs zu erregen.

Die (noch) zugelassenen Moschusverbindungen müssen nicht einmal als solche in der Inhaltsstoffliste deklariert werden; es steht dort lediglich „Parfüm", „Duftstoff" oder „Fragrance". Deshalb mein Appell: Wählen Sie zertifizierte Naturkosmetik, denn dort sind Moschusverbindungen verboten. Bei selbst hergestellten Naturparfüms wissen Sie, was drin ist.

Meine Rezepturen sind aus ganz unterschiedlichen Beweggründen entstanden und eignen sich daher für vielfältige Anlässe: Zur Ruhe kommen – seelische Unterstützung – Stimmungsaufhellung – Meditation, um einige Beispiele zu nennen. Sie sind immer mit sehr persönlichen Assoziationen verbunden, wie das eben so ist bei Düften. Das erkennen Sie auch an ihren aussagekräftigen Namen. Sie können die Naturparfüms in braunen Tropfglasflaschen herstellen oder in Roll-On-Flaschen – wie es Ihnen angenehmer ist.

Mischen von Naturparfüms

Sie können Ihr Naturparfüm gleich im 30 ml Braunglasfläschchen mit Fettöltropfer (dickflüssig) mischen. Legen Sie alle benötigten Utensilien sowie Stift und Notizblock (zum Aufschreiben Ihrer persönlichen Mischung) bereit, und legen Sie ein Stück Küchentuch auf die Arbeitsfläche. Halten Sie auch Kosmetiktücher zum schnellen Abtupfen von Öl bereit, das daneben getropft ist, denn das ist schnell einmal passiert.

Füllen Sie zunächst soviel Jojobawachs ein, bis der Rand mit dem Beginn der Biegung zum Flaschenhals abschließt. So ist genug Platz für die anschließende tropfenweise Zugabe der ätherischen Öle. Entwickeln Sie ein System zur Unterscheidung, welche ätherischen Öle Sie schon zugetropft haben und welche noch nicht. Falls Sie nämlich während des Mischens z. B. durch einen Anruf unterbrochen werden, könnten Sie anschließend ins Grübeln geraten, was schon im Fläschchen ist. Ich stelle dazu immer die unbenutzten Öle auf die linke Seite und die bereits zugetropften auf die rechte Seite.

Sie sollten alle ätherischen Öle sofort nach Gebrauch wieder schließen.

Wenn alles fertig ist, verschließen Sie das Fläschchen mit dem Parfüm, kennzeichnen es provisorisch (Haftzettelchen oder kleine Zettelchen mit Tesafilm) und lassen es einige Tage an einem dunklen kühlen Ort (z. B. nordseitiges Zimmer oder Schlafzimmer, Schrank) reifen. Es sollte nicht dem direkten Sonnenlicht ausgesetzt sein. Prüfen Sie den Duft anhand eines Tropfens, den Sie aufs Handgelenk geben, und variieren nach persönlichem Duftempfinden. Hierzu müssen Sie den Tropfeinsatz wieder aus dem Fläschchen entfernen. Das geht am besten, wenn man ihn vorsichtig mit einer sauberen (!) Schere heraushebelt.

Notieren Sie jede Änderung, damit Sie sie später nachvollziehen können. Erst zum Schluss bekleben Sie das Fläschchen mit dem passenden Etikett. Vergessen

Sie nicht, ein Stück Folie über das Etikett zu kleben: Wenn versehentlich etwas Öl darauf kommt, kann die Schrift verwischen.

Que Sera Parfüm

Basis: 30 ml Jojobawachs	
Grapefruit komplett	22 Tropfen
Muskatellersalbei	2 Tropfen
Linaloeholz	15 Tropfen
Sandelholz 10 % in Jojobawachs	7 Tropfen
Patchouli	3 Tropfen

Setzen Sie die betupften Hautstellen keinem direkten Sonnenlicht aus, denn die Furocumarine im Grapefruitöl erhöhen die Lichtempfindlichkeit.

Que Sera – Was wird sein? Als ich diesen Duft kreierte, stand ich noch ganz am Anfang meiner Aroma-Erfahrung und dachte mir: „Was wird daraus wohl einmal werden, wenn ich mich auf das Mischen einlasse." Es sollte nichts Blumiges sein, aber auch nichts Oberflächliches oder einfach nur Frisches werden. Schließlich dauerte es zwei Wochen, bis die Mischung „saß" – dafür war ich vom Duft-Ergebnis, das ich so nicht erwartet hatte, selber etwas überrascht.

Ich benutze dieses Naturparfüm, wenn ich etwas Weites, Unkonventionelles ausdrücken möchte, das sich nicht in gedankliche Schubladen einsortieren lässt.

Als eine der wenigen meiner Mischungen enthält Que Sera (nur das Naturparfüm, nicht das Körperöl) Muskatellersalbei. Dieses den Herznoten zugeordnete ätherische Öl, das durch Wasserdampfdestillation aus dem leicht angetrockneten Kraut der Stammpflanze *Salvia sclarea* gewonnen wird, duftet warm und krautig. Bitte nicht verwechseln mit dem gewöhnlichen Salbei *(Salvia officinalis)*, dessen ätherisches Öl völlig anders zusammengesetzt ist!

Obwohl gewöhnungsbedürftig, hat Muskatellersalbei etwas Unwiderstehliches, das einen immer wieder an der Flasche riechen lässt, so, als müsse man ein Geheimnis ergründen, das auf einer ganz tiefen subtilen Ebene liegt. Seine Inhaltsstoffe sorgen für sehr gute Hautverträglichkeit und eine ganzheitlich entspannende und ausgleichende Wirkung. Auf der seelischen Ebene ist Muskatellersalbei für mich ein „Lost Border"-Öl, das es ermöglicht, Grenzen zu überschreiten, wenn es an der Zeit ist. Das ist insbesondere bei neuen Lebensabschnitten der Fall oder bei Herausforderungen und Aufgaben, für deren Bewältigung wir den Mut brauchen, um an ihnen zu wachsen und manchmal über uns selber hinauszuwachsen. Ich meine hierbei nicht die Grenzen, bei deren Überschreitung wir die Freiheit anderer Menschen beschneiden, sondern solche, die ihren Sinn verloren haben, wie z. B. der Kokon einer Raupe, aus der sich der Schmetterling herausschält.

Stark Sein Parfüm

Basis: 30 ml Jojobawachs	
Zitrone	9 Tropfen
Zirbelkiefer	21 Tropfen
Eisenkraut 10 % in Jojoba	15 Tropfen
Melisse 10 % in Jojobawachs	15 Tropfen
Lorbeer 30 %	12 Tropfen
Muskatellersalbei	3 Tropfen
Tonka	6 Tropfen
Zeder	3 Tropfen
Vetiver	3 Tropfen

Setzen Sie die betupften Hautstellen keinem direkten Sonnenlicht aus, denn die Furocumarine im Zitronenöl erhöhen die Lichtempfindlichkeit.

Immer mal wieder im Leben gibt es Situationen, die von uns Stärke, Mut, Ausdauer und Durchhaltevermögen verlangen. Zunächst denken wir: Das kann nicht sein, das schaffe ich nie, damit kann ich unmöglich fertig werden. Ob es sich um

Krankheiten, Unglücke, Schicksalsschläge, private Trennungen oder neue berufliche Herausforderungen handelt, zunächst gilt es, in sich hineinzuhorchen. Verdrängen hilft nichts, dadurch werden wir später nur umso deutlicher von allem eingeholt. Der erste Schritt besteht in einem „sich Stellen" und Annehmen der Situation. Das gibt uns ein Stück Klarheit und Gelassenheit zurück, und es befähigt uns, in einem weiteren Schritt mit Vernunft und Intuition zu entscheiden, wie wir mit der schweren Aufgabe umgehen – oder festzustellen, dass es vielleicht nicht unsere Aufgabe ist.

Dieses Duftparfüm ist für mich wie die Hand eines guten Freundes, die mir signalisiert: Vertraue auf Dich selber, Du kannst es schaffen, und Du bist nicht allein.

Ich habe hier zwei weitere ätherische Öle hineingemischt, die nicht in den Steckbriefen beschrieben sind: Eisenkraut und Lorbeerblätter. Das wohlriechende Eisenkraut (*Lippia citriodora* oder *Aloysia triphylla*), auch als Zitronenverbene oder Zitronenstrauch bezeichnet, ist eine ursprünglich aus Peru und Chile stammende, im Mittelmeerraum kultivierte Pflanze, deren ätherisches Öl durch Wasserdampfdestillation der Blätter gewonnen wird. Durch Namensverwirrungen kommt es leicht zu begrifflichen Verwechslungen mit dem echten Eisenkraut (*Verbena officinalis*), aus dem kein ätherisches Öl gewonnen wird, sowie mit anderen „Verbena"-Ölen. Hier zeigt sich wieder einmal, wie wichtig es ist, die genauen Angaben auf dem Etikett zu beachten und die lateinischen Bezeichnungen zu kennen. Auf der Haut wirkt Eisenkrautöl stark sensibilisierend, d.h. es kann Überempfindlichkeitsreaktionen hervorrufen, und mäßig Lichtempfindlichkeit erhöhend. In der angewendeten Dosierung der 10 %igen Jojobawachsverdünnung ist es aber unkritisch bei punktueller Auftragung des Naturparfüms.

> **Wichtiger Hinweis**
> Eisenkrautöl wird mit Wehenförderung in Verbindung gebracht, Schwangere sollte es daher besser meiden.

Der Duft ist leicht zitronig bis krautig und hat für mich etwas Befreiendes – wie in reiner Höhe. Ich kann leicht nachvollziehen, wie er Menschen aus einem seelischen Tal ans Licht holt. Eisenkraut hilft bei Ängsten und Selbstzweifeln, schafft Klarheit und spendet frische Energie.

Lorbeerblätter kennen Sie sicher als Gewürz; aus den Blättern des Lorbeerbaumes (*Laurus nobilis*) wird aber auch durch Wasserdampfdestillation ein ätherisches Öl gewonnen, das einen Kopf befreienden, aber dennoch blumig-würzigen Duft hat, der sich besonders in ganz niedriger Konzentration fein entfaltet. Lorbeer ist ein toller Begleiter in „Mutlos-Situationen", in denen wir resigniert und enttäuscht den Kopf hängen lassen. Er richtet uns wieder auf, damit wir mit klarem Blick und Selbstvertrauen in die Zukunft blicken. Denken Sie nur an die Lorbeerkränze der antiken Sieger!

Gute Reise Parfüm

Basis: 10 ml Jojobawachs	
Pfefferminze	12 Tropfen
Zitrone	10 Tropfen
Ingwer	2 Tropfen

Wenn das kleine Fläschchen mit dem Naturparfüm „Gute Reise" rechtzeitig zur Hand ist, lässt sich aufkommende Übelkeit in stickigen Zügen oder auf schaukelnden Schiffen und bei turbulenten Flügen oftmals gleich im Ansatz verhindern. Deswegen sollte es in keiner Reisetasche fehlen. Bei Übelkeit nach Operation und Narkose kann es ebenfalls hilfreich sein. Am besten verreibt man ein paar Tropfen der Mischung in den Händen und riecht immer wieder daran.

Zusätzlich zur Pfefferminze habe ich für die Frische noch Zitrone hineingemischt und ein bisschen ätherisches Ingweröl, das bekannt ist für seine brechreizlindernde Wirkung.

Hesperiden Traum Parfüm

Basis: 30 ml Jojobawachs	
Orange	5 Tropfen
Zitrone	3 Tropfen
Bergamotte	3 Tropfen
Grapefruit komplett	8 Tropfen
Neroli 10 % in Jojobawachs	15 Tropfen
Jasmin 4 % in Weingeist	5 Tropfen
Lavendel	4 Tropfen
Sandelholz 10 % in Jojobawachs	15 Tropfen

Setzen Sie die betupften Hautstellen keinem direkten Sonnenlicht aus, denn die Furocumarine in den Fruchtölen erhöhen die Lichtempfindlichkeit.
Um den Anteil an Furocumarinen möglichst gering zu halten, können Sie furocumarinarmes Bergamotteöl einsetzen.

Die Hesperiden sind Nymphen aus der griechischen Mythologie, die im gleichnamigen wunderschönen Garten am damaligen Ende der Welt die Goldenen Äpfel der Jugend bewachten.

Dieses Bild aus der spannenden griechischen Sagenwelt inspirierte mich zu dem Namen für ein sehr leichtes Naturparfüm voller jugendlicher, sprudelnder Lebensfreude, das seine Trägerin dennoch weich umschmeichelt. Wunderschön passt es für einen Sommerabend im Garten mit Musik, Tanz und Lampions. Sie können es natürlich auch einfach so auftragen, wenn Sie etwas von dieser bezaubernden Stimmung in Ihrem Inneren wiederaufleben lassen wollen.

Sonnenlaube Parfüm

Basis: 30 ml Jojobawachs	
Mandarine grün	6 Tropfen
Rosen-Attar (alternativ: 5 Tropfen Sandelholz 10 % in Jojobawachs und 10 Tropfen Rose 1 % in Jojobawachs)	10 Tropfen
Vanille	4 Tropfen
Immortelle 10 % in Jojobawachs	6 Tropfen
Vetiver	2 Tropfen

Setzen Sie die betupften Hautstellen keinem direkten Sonnenlicht aus, denn die Furocumarine im Mandarinenöl erhöhen die Lichtempfindlichkeit.

Wenn Wehmut Sie ergreift, dass der Sommer sich dem Ende zuneigt, fangen Sie ihn ein mit diesem Naturparfüm!

Wie Rosen, die an einer sonnengewärmten Holzlaube emporranken, umfängt uns dieser Duft. Letzte heiter-unbeschwerte Tage im milden Spätsommerlicht, die Farben der Natur bekommen diesen schönen warmen Ton. Noch einmal an der Hauswand sitzen und genießen, im Inneren bewahren wie in einem Schatzkästchen, auf dass es uns durch raue Zeiten trage.

Mit diesem Duft fällt der Abschied leichter – vielleicht auch der endgültige Abschied. Das ist individuell sehr verschieden. Ich empfinde Sonnenlaube als eine sanfte Umarmung, die nicht festhält, sondern zuflüstert: Alles ist gut.

Ananda Parfüm

Basis: 30 ml Jojobawachs	
Bergamotte	6 Tropfen
Ylang Ylang komplett	2 Tropfen
Lavendel	15 Tropfen
Iris 1 % in Jojobawachs	15 Tropfen
Sandelholz 10 % in Jojobawachs	30 Tropfen
Benzoe Siam	6 Tropfen

> Wenn Sie das Parfüm auch tagsüber anwenden wollen, nehmen Sie furocumarinarmes Bergamotteöl und setzen die betupften Hautstellen keinem direkten Sonnenlicht aus.

Das „Ananda-Parfüm" verströmt ähnlich dem gleichnamigen Körperöl einen blumigen, sehr weiblichen Duft mit einem feinen pudrigen Hauch von Iris. Ich meine immer, dass es Herzen öffnet und zueinander finden lässt. Dabei wirkt es sehr ausgleichend und entspannend. Verwenden Sie es einfach für schöne Stunden oder eine Entspannungs-Meditation, die zu Herzen gehen darf.
Sorgen Sie dabei für eine Atmosphäre der Stille, denn „die Stille ist der Ort, an dem sich das Herz traut zu sagen, was uns der Verstand vielleicht schon seit langem auszureden versucht", wie Melanie Wolfers in ihrem Buch *Freunde fürs Leben* sehr treffend schreibt.

Serenity Parfüm

Basis: 30 ml Jojobawachs	
Bergamotte	3 Tropfen
Rosen-Attar (alternativ: 4 Tropfen Sandelholz 10 % in Jojobawachs und 7 Tropfen Rose 1 % in Jojobawachs)	7 Tropfen
Linaloeholz	2 Tropfen
Narde	1 Tropfen
Angelikawurzel	1 Tropfen

Kennen Sie das: aufwühlende Tage, die einen abends nicht zur Ruhe kommen lassen und am Schlaf hindern? Misslungene Aufgaben, aufreibende Diskussionen, Unrecht, Enttäuschung, Selbstvorwürfe? Aber genauso freudige Ereignisse wie die bestandene Prüfung, eine Zusage für eine neue Arbeit oder Wohnung, die kurz bevorstehende Hochzeit; ich könnte die Liste ellenlang fortsetzen. Jedenfalls immer, wenn der Tag „dramatisches Lebens-Kino" gespielt hat, bekommen wir abends nicht die nötige Distanz und Gelassenheit.

Setzen Sie sich an solch einem Abend bewusst einen Schlusspunkt, an dem Sie den Tag mit allem, was er gebracht oder nicht gebracht hat, in Frieden verabschieden. Manchen hilft ein kleiner Abendspaziergang mit Blick in den Sternenhimmel (wenn er denn zu sehen ist). Ziehen Sie Ihre Tageskleider aus und schlüpfen in etwas Gemütliches; Fernseher, Radio, PC und Smartphone machen Pause bis zum nächsten Tag. Machen Sie ruhig ein Abendzeremoniell daraus, denn solche Rituale können eine wahre Zauberkraft entwickeln!

Zum Beispiel diese kleine Abend-Meditation: Schalten Sie das Licht im Wohnzimmer aus und zünden nur eine Kerze an. Verreiben Sie ein paar Tropfen „Serenity" in Ihren Händen und setzen sich bequem, aber aufrecht hin. Halten Sie die hohl geformten Hände vors Gesicht und atmen ruhig und gleichmäßig den Duft des Naturparfums ein. Lassen Sie aufkommende Gedanken weiterziehen, genauso wie den kommenden und gehenden Atem. Geben Sie sich dem sanft fließenden Strom des Atems einfach hin. Nach einer unbestimmten Zeit, die für Sie selber stimmig ist, beenden Sie die Meditation, indem Sie Ihr Gesicht mit den duftenden Händen sanft massieren.

Eine Hand- oder Fußmassage mit „Serenity" ist bestimmt auch sehr beruhigend für demenzkranke Menschen, die nicht einschlafen können, weil sie ängstlich oder orientierungslos sind. Die ätherischen Öle werden ja nicht nur über die Nase, sondern auch über die Haut aufgenommen, und die Massage tut ein Übriges.

Apsyrtides Parfüm

Basis: 30 ml Jojobawachs	
Myrte türkisch	10 Tropfen
Rosmarin verbenon	6 Tropfen
Lorbeer 30 %	6 Tropfen
Lavendel	15 Tropfen
Immortelle 10 % in Jojoba	2 Tropfen
Zeder	3 Tropfen
Zypresse	2 Tropfen

Apsyrtides ist für mich mehr Meditationsöl als Naturparfüm und eine Reminiszenz an einen wunderschönen Urlaub auf einer kroatischen Insel im Juni. Die Anwendungsmöglichkeiten – Duftparfüm oder Meditationsöl – sind ohnehin variabel. Doch wie kommt es zu diesem Namen?

Ein Insulaner, auf dessen Boot ich einen phantastischen Ausflug erlebte, gab mir den Hinweis zu einem sehr schön geschriebenen Insel-Reiseführer, dessen Titel „Apsyrtides" lautete – in Anlehnung an den antiken Namen der Inselgruppe von Cres und Lošinj. Ich war so fasziniert von der Landschaft und ihrer duftenden Vegetation, vom Meer, dem Licht und dem Zirpen der Zikaden, dass für mich die alte Sage wieder lebendig wurde und ich mir diesen Duft gerne bewahren wollte. Also komponierte ich ein Naturparfüm aus den ätherischen Ölen dieser mediterranen Region.

Heute verwende ich Apsyrtides am liebsten für eine sommerliche Natur-Meditation im Grünen und unter freiem Himmel, wo auch der Atem frei fließen kann und wir unsere Verbundenheit mit der Natur ganz deutlich spüren.

Aromamischungen für die Duftlampe

Bei den Aromamischungen für die Duftlampe handelt es sich um reine Ätherisch-Öl-Mischungen, die Sie in einer Duftlampe, einem Vernebler oder unterwegs im Hotelzimmer auf einen Duftstein träufeln können. Es gibt Duftlampen für Teelichter oder elektrische Duftlampen – teilweise mit farbiger Beleuchtung – sowie Vernebler mit und ohne Lichteffekte für kleinere und größere Räume. Denken Sie daran, dass in öffentlichen Einrichtungen nur Duftlampen ohne offenes Feuer zulässig sind, und lassen Sie entsprechend bei sich zu Hause Ihre Teelicht-Duftlampe nicht unbeaufsichtigt. Sogar für das Auto gibt es Bedufter, die in den Luftauslass im Fahrzeug gesteckt werden; sie sind mit Vliesplättchen bestückt, auf die das ätherische Öl getropft wird. Bezugsquellen für die vielfältigen Geräte und das Zubehör finden Sie im Anhang.

Raumbeduftung mit unterschiedlichen Geräten

Duftlampe:
- Abstand zwischen Duftschälchen und Heizquelle → das Wasser darf nicht „blubbern" oder große Blasen werfen, dann ist der Abstand zu gering, und das Wasser bzw. das Öl wird zu heiß.
- Das Schälchen darf nicht „trockenlaufen" → das ätherische Öl würde sonst anbrennen und sich zersetzen. Dadurch entstehen gesundheitsschädliche Stoffe!
- Verwenden Sie nur entmineralisiertes Wasser (das gleiche wie zum Bügeln) → der Duft entfaltet sich besser, es gibt keine Kalkablagerungen.
- Reinigen Sie das Schälchen regelmäßig und grundsätzlich, wenn Sie einen anderen Duft verwenden, am besten mit Handspülmittel. Zum Entfernen evtl. harziger Reste mit hochprozentigem Isopropylalkohol auswischen.

Vernebler, Auto-Bedufter:
Vlies immer nur mit dem gleichen ätherischen Öl bzw. der gleichen Mischung beträufeln → Vliese hierzu beschriften.

Wieviel Tropfen man in ein Beduftungsgerät gibt, ist eine spannende Frage, die sich nicht eindeutig beantworten lässt und von vielen Dingen abhängt:
- Raumgröße: Als Richtschnur gelten 5–10 Tropfen.
- Duftnote: Je frischer der Duft, desto mehr; je schwerer und intensiver, desto weniger
- Absicht: Verwenden Sie einen Wohlfühlduft eher dezent; beim Erkältungsduft und zur Raumluftreinigung darf es etwas mehr sein.
- Wenn Kinder im Raum sind, sollten Sie weniger Öl verwenden, da sie empfindlicher auf die Substanzen reagieren.

Am besten lüften Sie den Raum kurz vor der Beduftung. Vermeiden Sie eine „Dauerberieselung", 1–2 Stunden sind ausreichend. Ein guter Gradmesser für die richtige „Duftmenge" ist Ihre Nase: Verlassen Sie den bedufteten Raum für einige Minuten und kehren anschließend zurück. Wenn Sie dann den Duft gerade noch angenehm wahrnehmen, ist die Menge vermutlich richtig. Beachten Sie die im Raum mitanwesenden Personen, jeder hat ein anderes Duftempfinden; was der eine kaum wahrnimmt, ist der anderen schon viel zu viel.

Als Leitsatz gilt: Weniger ist mehr. Nachtropfen können Sie immer noch, Entfernen geht nicht, da helfen nur Ausschalten und/oder Lüften.

> **Wichtiger Hinweis**
> **Epileptiker** → kein Eukalyptus oder Rosmarin in die Duftlampe
> **Asthmatiker** → zurückhaltende Beduftung, Reaktion auf Duftstoffe nicht immer bekannt und vorhersehbar (Gefahr von Bronchialkrämpfen, Asthmaanfällen, Atemnot)
> **Kleine Kinder** → keine stark riechenden Öle, keine Pfefferminze; wenn Unsicherheit besteht, lieber gar kein Duft
> **Schwangere** → zurückhaltende Beduftung; sie haben eine empfindsame Nase (Schutzmechanismus); keine Düfte, die die Uterusmuskulatur stimulieren und damit Wehen auslösen können wie Nelke oder Zimt; keine stark riechenden Öle, die bei Kindern auch nicht verwendet werden dürfen; bei Unsicherheit lieber kein Duft

Ich habe bei den Mengenangaben für die reinen Ätherisch-Öl-Mischungen die Tropfenanzahl durch (An-)teile ersetzt, so sind Sie variabler in der Gesamtherstellungsmenge. Sie können also beispielsweise die Teile als ml oder als Tropfen bzw. deren Vielfaches im Verhältnis nehmen. Es hängt ganz davon ab, wieviel Duftmischung Sie herstellen möchten. Es empfiehlt sich allerdings, in der Regel nicht mehr als 10–15 ml herzustellen, es sei denn, Sie möchten gerne einen Duft verschenken und einen für sich behalten. Füllen Sie die fertige Mischung in 5 ml- oder 10 ml-Fläschchen mit Tropfer „dünnflüssig" ab, oder mischen Sie das Öl gleich im entsprechenden Fläschchen.

> Mischen Sie ätherische Öle niemals in Kunststoffgefäßen – die Öle lösen den Kunststoff an, und Teile davon gehen in Ihre Mischung über. Wenn so etwas dann in die Duftlampe gelangt, entstehen durch die Hitze möglicherweise flüchtige gesundheitsschädliche Stoffe, die Sie einatmen!

Morgenfrische Raumduft

Bergamotte	3 Teile
Grapefruit komplett	2 Teile
Orange	2 Teile
Mandarine grün	3,5 Teile
Litsea	3 Teile
Zypresse	1 Teil

Der Name sagt es schon: Morgenfrische ist ein Duft für einen beschwingten Start in den Tag, sei es als Begleitung bei morgendlichen Yoga- oder Gymnastikübungen, zum Frühstückstreff mit Freunden oder in der Duftlampe am Schreibtisch. Hier fördert er neben der Konzentration vor allem Kreativität und Motivation. Das kann natürlich auch hilfreich bei den Hausaufgaben Ihrer Kinder sein.

Angehörige, die im Krankenhaus liegen, freuen sich ganz bestimmt über diesen Duft, der im starken Kontrast zum typischen Geruch nach Desinfektionsmitteln steht und der die Sinne wieder auf die Welt „außerhalb" lenkt. Schenken

Sie doch statt Blumen diese Mischung mit der Empfehlung, 2 Tropfen auf ein Taschentuch zu geben, das auf oder neben dem Kopfkissen platziert wird.

Hellwach Raumduft

Litsea	3 Teile
Eisenkraut 10 % in Jojobawachs	5 Teile
Zypresse	2 Teile
Zeder	1 Teil

Sie haben schon einen langen Tag hinter sich und wollen nun noch einige Stunden konzentriert am Schreibtisch arbeiten, weil es vielleicht einen Termin einzuhalten gilt?

Gehen Sie kurz an die frische Luft – Sauerstoff vitalisiert das Gehirn. Wieder zurück im Haus lüften Sie Ihr Arbeitszimmer und stellen dann eine Duftlampe mit Hellwach neben sich auf den Schreibtisch.

Der Geist wird angeregt, und es lässt sich noch eine ganze Weile konzentriert arbeiten. Aber Achtung: Es ist wirklich ein Duft zum Durchhalten, der ganz und gar nicht schlaffördernd wirkt.

Kaminstunde Raumduft

Orange	6 Teile
Honigextrakt	4 Teile
Zimtrinde 60 %	4 Teile
Benzoe Siam	3 Teile
Vanille	1 Teil
Koriandersamen	1 Teil

Kaminstunde ist etwas für die Advents- und Weihnachtszeit, aber auch für gemütliche Stunden in winterlicher Stube (nicht nur) vor dem Kamin. Der Duft riecht fruchtig, weich und würzig und vor allem nicht so aufdringlich wie viele käufliche Weihnachtsdüfte. In dieser Mischung verwende ich Honigextrakt, eine Alkoholextraktion aus Honig und Wabe, die ich nicht in den Steckbriefen beschrieben habe, weil sie nur hier vorkommt. Der Duft von Honigextrakt bringt weiche Wärme in die Mischung und wirkt besonders ausgleichend, umhüllend und beschützend. Er ist wie eine kleine Oase der Geborgenheit im Alltag. Propolis- und Pollenallergiker sollten ihn allerdings nicht verwenden. Durch seine geruchsintensiven ätherischen Öle genügen wenige Tropfen in der Duftlampe. Für einen Duftstein ist die Mischung weniger geeignet, weil sie eine gold-bräunliche Farbe hat, die auf dem porösen Ton zurückbleibt. Genießen Sie Kaminstunde in geselliger Runde bei Teepunsch und Plätzchen oder wenn Sie von einem Schneespaziergang zurückkommen.

Waldweihnacht Raumduft

Weißtanne	2 Teile
Zirbelkiefer	3 Teile
Myrte Anden	1 Teil
Latschenkiefer	2 Teile
Tonka	1 Teil
Weihrauch arabisch	1 Teil

Ich wollte gerne einen Weihnachtsduft erschaffen, der anders riecht als die üblichen süßlichen Öle, die Zimt, Nelken und Orangen betonen. Der Duft einer Nacht im Winterwald schwebte mir vor, und etwas vom Mysterium der Heiligen Nacht sollte mitschwingen. Insofern kann Waldweihnacht schön den Heiligen Abend in der Familie begleiten, wenn zusammen gesungen und vielleicht die Weihnachtsgeschichte vorgelesen wird. Ich muss aber gestehen, dass ich ihn auch an anderen Winterabenden gerne in die Duftlampe gebe.

Zauberwald Raumduft

Fichte sibirisch	2 Teile
Myrte Anden	1 Teil
Zirbelkiefer	2 Teile
Latschenkiefer	2 Teile
Rosmarin verbenon	2 Teile
Kardamom	1 Teil
Melisse 10 % in Jojobawachs	2 Teile
Lavendel	1 Teil
Weihrauch arabisch	0,5 Teile

Zauberwald ist eine fein nach Wald riechende Mischung mit leicht krautiger Unternote, die sich nicht nur für die Duftlampe, sondern auch sehr gut für die Sauna eignet. Sie stärkt und befreit die Atemwege auf angenehme Weise. Generell sorgen alle Nadelholzmischungen für eine gute Raumluft, was aber nicht das Lüften ersetzen soll.

Hinweise zum Saunieren

Regelmäßige Saunagänge (1–2-mal wöchentlich) sind ein hervorragendes Immun- und Gefäßtraining. Damit können Sie Ihren Körper stärken und an die kalte Jahreszeit anpassen. Er kann dadurch besser mit den starken Temperaturschwankungen zwischen drinnen und draußen umgehen und wird widerstandsfähiger. Außerdem stellen Saunagänge eine willkommene Oase im Alltag dar.

Ideal sind drei Schwitzgänge mit einem jeweiligen Abkühlen möglichst an der frischen Luft – vielleicht sogar im Schnee. Daran schließt sich ein Abspülen der ausgeschiedenen Giftstoffe von der Haut mit Wasser an. Die Zeiten zwischen den einzelnen Gängen sollten nur so lang sein, bis Puls und Kreislauf wieder „runter" gekommen sind und das prickelnd-pulsierende Gefühl nachlässt. Das kann individuell verschieden sein, wird aber in der Regel nicht länger als maximal 10 bis 15 Minuten dauern. Bei zu langen Pausen verfällt der Körper sonst schon jedes Mal in den „Ruhemodus". Das sollte erst in der abschließenden Nachruhzeit erfolgen. Wählen Sie die Saunatemperatur so, wie es Ihnen guttut, entwickeln Sie ein Körpergefühl hierfür, ebenso wie für die Dauer des Schwitzgangs.

Wichtiger Hinweis
Gehen Sie nicht in die Sauna, wenn Sie krank sind oder Fieber haben, das wäre kontraproduktiv und würde den Körper zusätzlich schwächen, der doch schon genug mit der Wiederherstellung Ihrer Gesundheit beschäftigt ist. Bei Herz-Kreislauferkrankungen oder Venenproblemen fragen Sie einen kundigen Arzt, ob sich Saunieren für Sie eignet oder eher nicht – oder vielleicht nur bei moderaten Temperaturen wie in der Bio-Sauna (ca. 60 °C). Entgegen früherer Meinungen bekommt schwachen Venen nämlich dieses Training von Ausdehnen und Zusammenziehen durch die Temperaturreize sogar ausgesprochen gut.

Vermeiden Sie die – leider in den meisten öffentlichen Saunen durchgeführten – Aufgüsse mit billigen und oft künstlichen Zusätzen. Ich habe mir die Zusammensetzungen von einigen Produkten angeschaut; egal, um welchen Geruch es sich handelte, immer war Kampfer als Geruchsverstärker zugesetzt (ganz abgesehen von der fraglichen Qualität der sonstigen Aromen). Das kann Augen und Atemwege reizen, sowie weitere noch gar nicht bekannte Reaktionen im Körper auslösen. Einige Saunabademeister, die ich darauf angesprochen habe, haben mir das bestätigt. Machen Sie ruhig ein wenig „Druck von der Basis", nur so kann sich vielleicht etwas ändern hin zu gesunden natürlichen Saunaaufgüssen.

Aufbruch Raumduft

Douglasie	20 Teile
Petit Grain	40 Teile
Litsea	30 Teile

Wissen Sie, wie es riecht, wenn die Natur aus dem Winterschlaf erwacht? Der Boden taut auf, erste grüne Spitzen brechen durch, von der Frühlingssonne zaghaft erwärmt und vom Regen benetzt. Das riecht noch nicht blumig, sondern eher ein bisschen streng und herb-frisch. Doch die Entfaltung der jungen Triebe ist nicht mehr zu bremsen, kraftvoll beginnt ein neuer Lebenszyklus. Mit diesem Duft können auch wir alles Verschlafene abschütteln und uns mutig und mit Zuversicht neuen Aufgaben widmen. Die ätherischen Öle in dieser Duftlampenmischung fördern die Konzentration beim Arbeiten.

Rezepturen für die Gesundheit

Muskel- und Gelenköle

Manchmal fühlen wir uns körperlich total verspannt, Muskeln und Gelenke schmerzen, sei es von zu viel oder ungewohntem Sport oder stundenlangem Sitzen am PC oder im Auto. Dann hilft ein erwärmendes Bad und/oder ein durchblutungsförderndes schmerzlinderndes Massageöl, mit dem die betroffenen – und sinnvollerweise auch angrenzenden Bereiche – sanft massiert werden. Für eine Laien-Massage ist Folgendes wichtig:

- Es dürfen keine zusätzlichen Schmerzen entstehen.
- Verletzungen, Grunderkrankungen müssen berücksichtigt werden (z. B. Arthrose, Rheuma, Gicht, operierte Bereiche, Narbengewebe).
- Nicht auf Knochen und Gelenken massieren, diese Stellen bei Bedarf nur sanft einreiben.
- Im Anschluss an die Massage zudecken und nachruhen.

> Die folgenden Rezepturvorschläge sind für die Anwendung bei Beschwerden und enthalten daher höhere Mengen ätherischer Öle. Bitte machen Sie vor Anwendung einen Verträglichkeitstest in der Ellenbeuge, empfindliche Haut kann möglicherweise sensibel mit Rötung reagieren: Tragen Sie 1 Tropfen auf und verreiben ihn, überprüfen Sie nach 30–60 Minuten die Hautreaktion. Wenn Ihre Haut reagiert, bitte nicht verwenden!

Muskel- und Nervenöl

Basisöl: 45 ml Johanniskrautöl, 5 ml Calophyllumöl	
Cajeput	18 Tropfen
Latschenkiefer	10 Tropfen
Zirbelkiefer	15 Tropfen
Lavendel	15 Tropfen
Wacholderbeere	7 Tropfen
Tonka	5 Tropfen

Die Inhaltsstoffe der Nadelholzöle haben schmerzlindernde und durchblutungsfördernde Eigenschaften. Lavendel und Tonka riechen nicht nur fein, sondern wirken auch schmerzlindernd bei guter Hautverträglichkeit.

Das fette Johanniskrautöl, ein Ölauszug von blühendem Johanniskraut in Olivenöl (Mazerat) ist bekannt für seine schmerzlindernden Eigenschaften, besonders bei Nervenschmerzen. Wenn der Fokus mehr auf muskulären Schmerzen nach sportlicher Überanstrengung, Prellungen oder Verspannungen liegt, können Sie statt Johanniskrautöl das Arnikaöl, ein Mazerat von Arnikablüten in Olivenöl verwenden. Arnikaöl darf nur auf unverletzter Haut angewendet werden, und es kann bei Korbblütler-Allergie zu Unverträglichkeit kommen.

Vom Calophyllumöl haben Sie sicherlich noch nie etwas gehört. Dieses fette Öl stammt von dem kleinen, in Indien, Südostasien und Polynesien beheimateten Tamanubaum, der botanisch *Calophyllum inophyllum* heißt. Man gewinnt das Öl aus den Samen seiner Früchte. Es hat eine bräunlich-grüne Farbe und erinnert im Geruch stark an Liebstöckel. Verantwortlich für seine Heilwirkung ist der hohe Anteil an Fettbegleitstoffen, die es zu einem „Wirkstofföl" machen, von dem man für eine Mischung nur kleine Mengen benötigt. Es hat sich bewährt in schmerzlindernden Einreibungen bei Ischias und rheumatischen Beschwerden sowie in der Narbenpflege.

Gelenköl

Basisöl: 27 ml Johanniskrautöl, 3 ml Calophyllumöl	
Cajeput	12 Tropfen
Zirbelkiefer	7 Tropfen
Lavendel	6–7 Tropfen

Dieses fein duftende Massageöl ist milder und für empfindliche Haut verträglicher als das Muskel- und Nervenöl. Die Konzentration an ätherischen Ölen ist geringer. Das Gelenköl eignet sich zum Einreiben schmerzender Gelenke oder Massieren verspannter Muskulatur z. B. im Schulter-Nackenbereich.

Quarkauflage mit Gelenköl

Wenn Ihr Knie z. B. nach einer Überanstrengung schmerzt und anschwillt, tut eine kühlende Quarkauflage gut, der Sie einen Teelöffel Gelenköl beigemischt haben. Dazu lagern Sie die Beine hoch auf einem Handtuch und tragen die Quarkmischung messerrückendick großzügig auf und um das Gelenk herum auf. Belassen Sie den Quark solange, bis er antrocknet und waschen ihn anschließend lauwarm ab. Beim Trocknungsprozess entzieht der Quark dem Gewebe Flüssigkeit. Hierbei entsteht Verdunstungskälte, und die Schwellung kann sich verringern. Danach können Sie das Knie mit dem Gelenköl vorsichtig einreiben.

> **Wichtiger Hinweis**
> Starke, plötzlich auftretende und ungewöhnliche Muskel- und Gelenkschmerzen gehören in eine ärztliche Behandlung!

Muskelkater, Verspannungen und abgeklärte Beschwerden können Sie natürlich durch eine Selbstbehandlung günstig beeinflussen, denn Sie wissen ja: Was Sie für sich selbst tun können, ist immer besser als das, was ein anderer tut.

Rezepturen zur Ausleitung und Entgiftung

Die Basis für ein gesundes Leben sind neben vollwertiger, biologischer und vorwiegend pflanzlicher Nahrung ausreichend Bewegung, Schlaf und frische Luft – und nicht zu vergessen: Freude am Leben! Die tief empfundene Sinnhaftigkeit unseres Daseins und der Eingebundenheit in ein großes Ganzes von Natur und Kosmos sind das Fundament, um auch schwierige und dunkle Zeiten in Zuversicht zu erleben.

Auch wenn wir in dieser Balance leben, tun uns trotzdem regelmäßige Zeiten der inneren Einkehr und Reduktion auf das Wesentliche gut, besonders natürlich nach belastenden Lebenssituationen wie überstandenen Operationen und Krankheiten oder einschneidenden Ereignissen. Alle religiösen und philosophischen Lehren machen es uns vor. Ob es ein Heilfasten ist oder eine andere Fastenzeit, immer bedeutet diese Zeit auch eine Gelegenheit, achtsam und wohlwollend auf uns zu schauen und gut mit uns selbst umzugehen. Alles Überflüssige, Lärmende und Schrille bleibt außen vor.

Hilfreich sind hierbei entlastende und regenerierende Leberwickel sowie morgendliches Ölziehen.

Leberwickel

Die Leber, unser größtes Stoffwechselorgan, hat die Aufgabe, dem Organismus zugeführte Stoffe umzuwandeln. Dabei ist sie sowohl regulierend und aufbauend als auch abbauend, also entgiftend tätig.

Ein Leberwickel soll die Leber entlasten, unterstützen und regenerieren helfen. Hierfür wird dieser Wickel so heiß wie möglich angelegt. Wir verwenden ätherische Öle, die Durchblutung, Gallesekretion und Verdauung und damit die Entgiftung anregen.

> **Wichtiger Hinweis**
> Wenn Sie Gallensteine haben, sollten Sie lieber auf Leberwickel verzichten, damit es nicht zu schmerzhaften Koliken kommt, weil die Gallengänge verstopft sind und sich die gebildete Gallenflüssigkeit staut.

Die geeignete Zeit für Leberwickel ist die Mittagszeit zwischen 13 und 15 Uhr. Hier hat die Leber ihr „Energietief" und kann eine Unterstützung gebrauchen. Alles Blut konzentriert sich auf die Verdauungsorgane, speziell den Dünndarm. Außerdem ist es die beste Zeit für eine Siesta, bietet sich also zum ausgiebigen Nachruhen an.

12 Stunden später läuft die Leber auf Hochtouren. Leberprobleme machen sich daher häufig durch nächtliches Aufwachen zwischen 1 und 3 Uhr bemerkbar. Auch ständige Müdigkeit deutet auf Leberstörungen hin. Man sagt: Müdigkeit ist der Schmerz der Leber. Bei Migräne oder unruhigen Beinen (Restless-Legs-Syndrom) lohnt sich ein Blick auf unser Entgiftungsorgan. Diese Beschwerden bringt man nämlich ebenfalls mit Leberproblemen in Zusammenhang. In der chinesischen Medizin wird die Leber als das „Haus der Seele" bezeichnet. Können Depressionen mit Leberstörungen in Verbindung stehen? Oder ist da nur eine Laus über die Leber gelaufen? Es lohnt sich wie immer, einen Blick auf „das Ganze" zu werfen.

In meiner Rezeptur für ein Leberwickelöl habe ich ätherische Öle mit durchblutungs- und verdauungsfördernder sowie gallensaftsekretionsanregender und entgiftender Wirkung kombiniert. Als Basisöl verwende ich Sesamöl, dem in der ayurvedischen Medizin traditionell eine entgiftende Rolle zukommt.

Leberwickelöl

Basisöl: 30 ml natives Sesamöl	
Rosmarin verbenon	10 Tropfen
Ingwer	2 Tropfen
Kardamom	4 Tropfen
Wacholderbeere	10 Tropfen

Materialien:
- Innentuch aus Leinen, alternativ dünnes Baumwoll-Geschirrtuch
- Schüssel mit heißem Wasser (so heiß, dass Sie das Innentuch gerade noch eintauchen und auswringen können)

- Frottee-Handtuch
- Breiter Wollschal oder Ähnliches
- Wärmflasche oder Kirschkernsäckchen (fertig vorbereitet!)
- Decke

Durchführung:
- Rechten Oberbauch gut mit dem Leberwickelöl einreiben.
- Innentuch in heißes Wasser tauchen, gut auswringen und faltenfrei auf den Oberbauch auflegen (evtl. mehrfach zusammenlegen). Zuerst vorsichtig an der Haut testen, ob es nicht zu heiß ist.
- Frottee-Handtuch fest um den Oberkörper wickeln (darf aber nicht einengen).
- Wollschal ebenfalls um den Oberkörper wickeln.
- Ins Bett oder auf eine bequeme Couch legen, Wärmflasche oder Kirschkernkissen auf den Oberbauch legen.
- Den gesamten Körper mit einer warmen, aber nicht zu dicken Decke zudecken.

Lassen Sie den Wickel für ca. 30 Minuten liegen, nehmen Sie ihn dann ab und ruhen mindestens 30 Minuten, besser 1 Stunde zugedeckt nach. In dieser Zeit sollten Sie sich nicht ablenken, d.h. nicht lesen oder fernsehen. Selbstverständlich sollte Ihre Kleidung während des Wickels bequem sein. Als Ergänzung können Sie z.B. während einer Fasten- oder Frühjahrskur Löwenzahn- und Brennnesseltee trinken oder diese Kräuter in Form von Frischpflanzensäften zu sich nehmen. Auch über einen bitterstoffreichen Salat mit jungen Löwenzahnblättchen freut sich Ihre Leber. Im zeitigen Frühjahr steht uns der Bärlauch zur Verfügung. Mit seinen schwefelhaltigen Inhaltsstoffen, die ein würziges, knoblauchartiges Aroma verströmen, wirkt er sich überaus positiv auf unsere Verdauungsorgane und die Leber aus. Die Natur bietet schon zur richtigen Jahreszeit das Richtige an. Wir müssen es nur erkennen und (maßvoll) nutzen.

Ölziehen zur Vorbeugung

Mit regelmäßigem Ölziehen können Sie vorbeugend viel für Ihre Gesundheit tun. Es reinigt und kräftigt Zahnfleisch und Mundschleimhaut. Plaque- und Zahnsteinbildung werden vermindert, das Zahnfleisch umschließt dadurch die Zähne besser.

Unsere Mundhöhle kann Ausgangsort für vielfältige chronische und eher im Untergrund ablaufende Entzündungen sein. Das liegt an der reichen mikrobiellen Besiedelung, die sich durch Essensreste in Zahnzwischenräumen und Zahnfleischtaschen massiv vermehren und aus dem Ruder laufen kann, sodass unser Immunsystem damit nicht mehr fertig wird. Diese Entzündungen schwächen nicht nur das Zahnfleisch und damit den Zahnhalteapparat, sondern breiten sich auch im Körper aus. Ein Zusammenhang zwischen Parodontitis und chronischen Erkrankungen wie koronarer Herzkrankheit, rheumatoider Arthritis und chronisch-entzündlichen Darmerkrankungen gilt als erwiesen. Chronische Nebenhöhlenentzündungen sind eine weitere mögliche Folge.

Wer Implantate hat, muss besonders auf seine Mundhygiene achten; auch hier bietet sich Ölziehen als eine äußerst wirkungsvolle zusätzliche Prophylaxe an. Ebenso profitieren Menschen mit beeinträchtigter Mundschleimhaut oder Speichelbildung, wie es als Nebenwirkung bestimmter Medikamente oder nach Strahlentherapien im Kopfbereich häufig der Fall ist, vom Ölziehen.

Beim Fasten entsteht nicht selten ein fader Geschmack im Mund. Auch hier hilft morgendliches Ölziehen mit anschließender Zahn- und Zungenreinigung.

Ölzieh-Kur

Basisöl: 100 ml natives Sesamöl	
Zitrone	5 Tropfen
Niaouli	3 Tropfen

Füllen Sie 100 ml Sesamöl in eine braune Flachglasflasche und tropfen die ätherischen Öle dazu. Gießring einsetzen, Flasche verschließen und durch Umschwenken vermischen.

Nehmen Sie morgens, noch bevor Sie irgendetwas anderes zu sich nehmen oder Zähne putzen, einen guten Teelöffel voll dieser Mischung in den Mund. Bewegen Sie das Öl für 10–20 Minuten gründlich im Mundraum und ziehen es durch die Zähne. Anschließend spucken Sie das Öl aus – nichts davon schlucken, es enthält die ganzen Schadstoffe! – und putzen die Zähne. Perfekt wäre es, danach mit einem Zungenreiniger auch noch die Zunge zu reinigen.

Zitrone und Niaouli sind beide antibakteriell und entzündungshemmend, ohne die natürliche Mundflora zu zerstören. Niaouli ist zudem schleimhautschützend und -regenerierend. Zitrone gibt dem Öl den frischen Geschmack, sodass das Ölziehen angenehm ist.

Ich empfehle Ihnen eine Zahncreme aus der Naturkosmetik ohne aggressive Tenside, die das Zahnfleisch auflockern und damit weicher, durchlässiger und empfindlicher machen. Oder Sie verwenden gleich eine Sole-Zahncreme, die völlig frei von Tensiden ist. Das ist vielleicht am Anfang etwas gewöhnungsbedürftig, macht aber herrlich glatte Zähne und festes Zahnfleisch. Zudem regt sie die Speichelbildung an. Nach einer Weile möchten Sie wahrscheinlich keine „normale" Zahncreme mehr benutzen.

Sterbebegleitung

Zum Schluss möchte ich auf das Thema Sterbebegleitung eingehen. Wenn ein Leben zu Ende geht, sind Hören und Riechen die bis zuletzt erhaltenen Sinne. Das eröffnet uns Möglichkeiten, einen geliebten Menschen auf seinem letzten Weg zu begleiten, mit einer Musik, die sein Herz berührt und einem Duft, der vielleicht noch einmal schöne Erinnerungen wachruft und ihm so einen friedvollen Abschied von der irdischen Welt erleichtert. Diese besondere Atmosphäre überträgt sich auch auf die Zurückbleibenden.

Duftöl für K

Bergamotte	3 Teile
Melisse 10 % in Jojobawachs	2 Teile
Neroli 10 % in Jojobawachs	10 Teile
Rosengeranie	2 Teile
Iris 1 % in Jojobawachs	1 Teil
Zeder	1 Teil

Duftöl für M

Bergamotte	2 Teile
Zitrone	2 Teile
Rose 1 % in Jojobawachs	4 Teile
Sandelholz 10 % in Jojobawachs	10 Teile
Iris 1 % in Jojobawachs	1 Teil
Weihrauch arabisch	1 Teil

Düfte finden ihren ganz eigenen Weg in die Herzen und Seelen der Gehenden wie der Bleibenden – weit über das hinaus, was Worte sagen können. In der Sterbebegleitung gilt es, das Unvorstellbare, aber dennoch Unausweichliche zuzulassen, eine Brücke zu bauen ins Jenseits, einen Engel an die Seite zu geben, der den geliebten Menschen in Frieden hinübergeleitet und den Zurückbleibenden eine tröstende Hand reicht. Es gibt viele Metaphern und Vorstellungen für diesen letzten großen Übergang, der sich unserem Verstand entzieht.

Melisse, Rose, Linaloeholz, Iris und Weihrauch sind gute ätherische Öle zur Sterbebegleitung, um die Ängste vor dem Übergang in eine andere Welt zu lösen. In dieser Situation kommt es ganz besonders auf die individuellen Wünsche des sterbenden Menschen an, damit eine gute Begleitung möglich wird. Insofern können sich auch ganz andere Düfte als Wegbereiter erweisen.

Sie können die Duftmischung in eine Duftlampe geben oder ein mit wenigen Tropfen beträufeltes Tuch nahe am Kopf des sterbenden Menschen auf das Kissen legen. Eine andere Möglichkeit: Sie geben 10–15 Tropfen der Mischung in 10 ml Jojobawachs (1–2 Esslöffel in ein Schälchen) und betupfen damit Stirn und Schläfen oder streichen sanft die Hände damit aus. Ganz wichtig: Den Duft müssen Sie und der Sterbende gleichermaßen mögen! Sie kennen sicher die Vorlieben aus seiner Lebensgeschichte. Achten Sie auf die Gesichtszüge und Mimik, die Muskelspannung. All das sind vielleicht nur winzige Veränderungen unter der Anwendung, doch sie geben Ihnen Auskunft über Entspannung oder Ablehnung.

Geboren werden, Leben und Sterben gehören untrennbar zusammen. Es ist der große Kreislauf von Werden und Vergehen, in den wir alle eingebunden sind. Eine Sterbebegleitung zeigt uns dies auf eindrückliche und bereichernde Weise und lehrt uns, die Kostbarkeit jedes Augenblicks wertzuschätzen.

Interessante Adressen

Vereine und Organisationen

Forum Essenzia
Gemeinnütziger Verein für die Förderung, den Schutz und die Verbreitung von Aromatherapie, Aromapflege und Aromakultur
forum-essenzia.org

Natur und Medizin e. V.
Förderung von Wissenschaft und Erforschung zu Naturheilkunde und Homöopathie, Förderung des medizinischen Nachwuchses und Aufklärung der Bevölkerung über Nutzen und Anwendung der Komplementärmedizin
naturundmedizin.de

Natrue – True Friends of Natural and Organic Cosmetics
International tätiger gemeinnütziger Verband mit Sitz in Brüssel, der Naturkosmetik weltweit schützt und fördert
natrue.org

Interessante Adressen

Hersteller ätherischer und fetter Öle

Bezug z. B. über Apotheken, Reformhäuser und Naturwarenhandel, bei manchen Herstellern auch direkt

Farfalla essentials
Schweizer Biokosmetik- und Dufthersteller
farfalla.ch

Neumond – Düfte der Natur GmbH
Hersteller von naturreinen Ölen
neumond.de

Primavera-Life
Naturreine Produkte aus fairem Handel
primaveralife.com

Taoasis
Natur Duft Manufaktur
taoasis.com

Bahnhof-Apotheke Kempten
Bahnhofstr 12, 87435 Kempten
Apotheke mit Schwerpunkt Aromatherapie und natürliche Heilmethoden
bahnhof-apotheke.de

Quellen und Literatur

Bücher

von Braunschweig R: Pflanzenöle. Wiggensbach: Stadelmann Verlag. 3. Auflage 2010.

Deutsch E, Buchmayr B, Eberle M: Aromapflegehandbuch. 2. Auflage 2013 (Bezug: aromapflege.com/Aromapflege-Handbuch-fuer-Aromapflege-und-Aromatherapie).

Fischer-Rizzi S: Himmlische Düfte. Aarau: AT-Verlag. 4. Auflage 2008.

Kerckhoff A, Schimpf D: Die Heilkraft der Gewürze. Essen: KVC Verlag. 2. Auflage 2017.

Schilcher H, Kammerer S, Wegener T: Leitfaden Phytotherapie. München: Urban & Fischer. 4. Auflage 2010.

Stadelmann I: Bewährte Aromamischungen. Wiggensbach: Stadelmann Verlag. 6. Auflage 2009.

Stadelmann I: Aromapflege – Praktische Aromatherapie für den Pflegealltag. Wiggensbach: Stadelmann Verlag 2015.

Steflitsch W, Wolz D, Buchbauer G: Aromatherapie in Wissenschaft und Praxis. Wiggensbach: Stadelmann Verlag 2013.

Werner M, von Braunschweig R: Praxis Aromatherapie. Stuttgart: Haug Verlag. 2. Auflage 2009.

Internetseiten

aroma-ratgeber.com/diearomatherapie/diegeschichtederaromatherapie
bmgf.gv.at/home/Gesundheit/VerbraucherInnengesundheit/Kosmetische_Mittel/EU-Kosmetikverordnung
die-organuhr.de
de.wikipedia.org/wiki/Olfaktorische_Wahrnehmung
fairwild.org
farina.org
haut.de
koop-phyto.org/arzneipflanzenlexikon
mythos-magazin.de/methodenforschung/ss_gerueche.pdf
planet-schule.de/wissenspool/total-phaenomenal-sinne/inhalt/ hintergrund/der-geruchssinn/mensch.html
duftstoffverband.de/duft/duftlexikon
wwf.de/themen-projekte/weitere-artenschutzthemen/medizin-aus-der-natur/fairwild-heilpflanzen-vor-dem-aussterben-schuetzen

Weiterführende Literatur und Studien

Baldinger P, Hoflich AS, Mitterhauser M et al.: Effects of Silexan on the serotonin-1a receptor and microstructure of the human brain: A randomized, placebo-controlled, double-blind, cross-over study with molecular and structural neuroimaging. Int J Neuropsychopharmacol. 2015; 18 (4): pii: pyu063.

Bushdid C, Magnasco MO, Vosshall LB, Keller A: Humans Can Discriminate More than 1 Trillion Olfactory Stimuli. Science. 2014; 343 (6177): 1370–1372.

Busse D et al.: A synthetic sandalwood odorant induces wound-healing processes in human keratinocytes via the olfactory receptor OR2AT4. Journal of Investigative Dermatology. 2014; 134: 2823–2832.

Chen YJ, Shih Y, Chang TM et al.: Inhalation of neroli essential oil and its anxiolytic effects. Proceedings of Measuring Behavior 2008 (Maastricht, The Netherlands, August 26–29, 2008. www.noldus.com/mb2008/individual_papers/Posters/PosterA19_Chen.pdf.

Chien LW, Cheng SL, Liu CF: The effect of lavender aromatherapy on autonomic nervous system in midlife women with insomnia. Evidence-Based Complementary and Alternative Medicine. 2012; Article ID 740813, 8 pages.

Eidt J: Der Einfluss etherischer Öle auf die Stimmung, das Schlafverhalten und die Lungenfunktion von älteren Menschen. Vergleich von Lavendel- und Orangenduft in einer placebokontrollierten Studie. Dissertation zum Erwerb des Doktor med. an der LMU München 2008. edoc.ub.uni-muenchen.de/7994/1/Eidt_Julia.pdf.

Gelmini F, Belotti L, Vecchi S, et al.: Air dispersed essential oils combined with standard sanitization procedures for environmental microbiota control in nosocomial hospitalization rooms. Compl Ther Med. 2016; 25: 113–119.

Häringer E: Weihrauch und seine Verwirrungen. FORUM. 2016; 47: 33–39.

Hohmann CD, Uehleke B: Phytotherapeutika in der Kopfschmerzbehandlung. Zeitschrift für Komplementärmedizin 2016; 08 (04): 26–31.

Hongratanaworakit T: Aromatherapeutic effects of massage blended essential oils on humans. Nat Prod Commun. 2011; 6 (8): 1199–1204.

Hongratanaworakit T: Stimulating effect of aromatherapy massage with jasmine oil. Nat Prod Commun. 2010; 5 (1): 157–162.

Hongratanaworakit T, Buchbauer G: Evaluation of the harmonizing effect of ylang ylang oil on humans after inhalation. Planta Med. 2004; 70 (7): 632–636.

Jabs HH: Ostasiatische Massagetechniken. FORUM. 2012; 39: 28–30.

Kim S, Kim HJ, Yeo JS et al.: The effect of lavender oil on stress, bispectral index values, and needle insertion pain in volunteers, J Altern Complement Med. 2011; 17 (9): 823–826.

Müller M: Alles Lavendel: Zur Vielfalt der französischen Lavendelöle. FORUM. 2015; 46: 41–44.

Ruhr-Universität Bochum: Bochumer Forscher entdecken Riechrezeptoren in der Haut. aktuell.ruhr-uni-bochum.de/pm2014/pm00107.html.de.

Schulz S: Gerüche in Kultur und Literatur. Magisterarbeit 2009, Heinrich-Heine-Universität Düsseldorf. http://www.mythos-magazin.de/methodenforschung/ss_gerueche.pdf.

Soden K, Vincent K, Craske S et al.: A randomized controlled trial of aromatherapy massage in a hospice setting. Palliative Med. 2004; 18: 87–92.

Danksagung

Die Entstehung eines Buches ist ein Prozess, an dem viele Menschen beteiligt sind. Darum möchte ich mich ganz herzlich bei all denen bedanken, die jede und jeder auf ihre und seine Art und Weise dazu beigetragen haben, dass es nun in seiner neu überarbeiteten „öffentlichen" Ausgabe mit schönen Fotos erschienen ist.

Mein besonderer Dank gilt meiner Lektorin Dr. Maria Frühwald, die mich mit guten Ideen und konstruktiven Vorschlägen durch die ganze Zeit des Schreibens begleitet und auch immer wieder Ordnung in meine Texte gebracht hat.

Das Buch hätte niemals entstehen können, wenn mir mein Lebensgefährte nicht einen großen Teil der alltäglichen Dinge abgenommen hätte. Unzählige Abende und Wochenenden habe ich am PC statt mit ihm verbracht. Sein Verständnis dafür und seine Überraschungsvorschläge für so manche „Blitz-Auszeit" haben mich durch die Höhen und Tiefen des Schreibens getragen und mich immer wieder neu inspiriert und motiviert. Danke lieber Peter, Du warst mein Fels in der Brandung.

Die Autorin

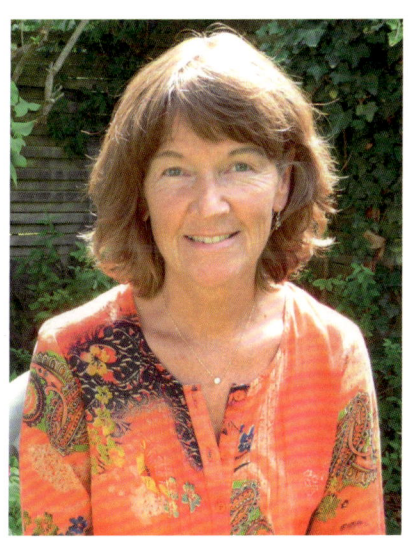

Gisela Hillert ist Apothekerin mit den Schwerpunkten Naturheilkunde und Integrative Medizin. Sie absolvierte zahlreiche Fortbildungen, insbesondere im Bereich Palliativ Care. Ihre Ausbildung zur Aromaexpertin absolvierte sie an der Bahnhof-Apotheke Kempten mit einer Projektarbeit zur Aromapflege in der Altenpflege. Seit 2013 arbeitet Frau Hillert als Referentin zur Aromatherapie. Sie ist Mitglied und seit 2015 Fachbeirätin im Vorstand von FORUM ESSENZIA e.V.

Frau Hillert ist Mitglied und beratende Expertin von Natur und Medizin.

Carstens-Stiftung : Natur und Medizin
Erforschen. Erklären. Erleben

Ob Pflanzenheilkunde, Akupunktur, Homöopathie oder Blutegeltherapie – die Komplementärmedizin ist sehr vielseitig.

Wichtig ist dabei die Frage, welches Therapieverfahren bei welchen Krankheiten helfen kann. Antworten gibt die Carstens-Stiftung : Natur und Medizin. Die Stiftung mit Sitz in Essen setzt sich bereits seit über dreißig Jahren dafür ein, dass Naturheilkunde und Homöopathie in der Medizin stärker verankert werden.

Die Carstens-Stiftung : Natur und Medizin ist auf Ihre Unterstützung angewiesen: Werden Sie Mitglied, spenden Sie für die Komplementärmedizin, empfehlen Sie uns weiter!

Ihren Auftrag, Forschungsarbeiten zu veröffentlichen und die Ergebnisse verständlich aufzubereiten, nimmt die Carstens-Stiftung : Natur und Medizin ernst: Nur so kann die Bevölkerung fundiert über die Möglichkeiten der Komplementärmedizin informiert werden. Mit der Gründung des KVC Verlages im Jahr 1998 wurde ein individuelles Profil für die Veröffentlichungen geschaffen (www.kvc-verlag.de).

Mit Ihren Spenden fördern wir Forschung, beziehen Stellung und beraten Patienten unabhängig. Mitglieder erhalten zudem sechsmal im Jahr unsere Mitgliederzeitschrift mit spannenden Themen aus der Komplementärmedizin. Als besondere Leistung bieten wir Mitgliedern ein exklusives Ratgeberangebot an.

Helfen Sie mit, Naturheilkunde und Homöopathie zu fördern und zu erhalten!

Weitere Informationen und Aufnahmeunterlagen erhalten Sie unter:
Carstens-Stiftung : Natur und Medizin, Am Deimelsberg 36, 45276 Essen, Tel: 0201/56305 70, www.naturundmedizin.de